Chakras

Kalashatra Govinda

Chakras

Der Einfluss der sieben Chakras auf Gesundheit, Ausstrahlung und Vitalität

IRISIANA

Inhalt

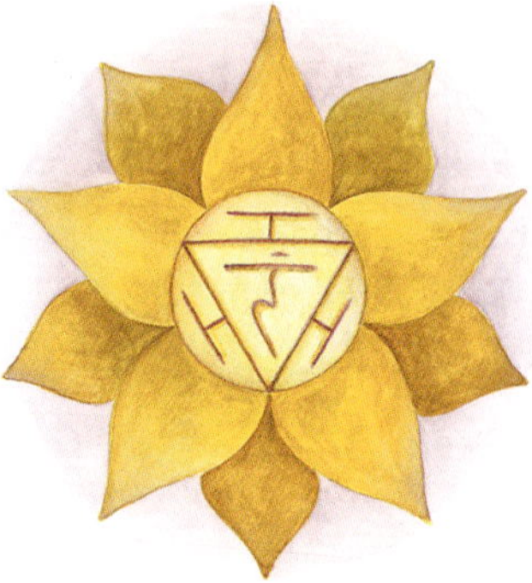

Die Chakras

Die Chakras sind wichtige Bewusstseinszentren im menschlichen Körper. Bei den Chakras handelt es sich nicht um materielle oder anatomische, sondern um energetische Zentren. Sie haben ihren Ursprung im feinstofflichen Energiesystem des Menschen, durchstrahlen jedoch entsprechend ihrer Lage auch den ganzen physischen Leib. Sie beeinflussen aber nicht nur die Zellen, die Organe und das Hormonsystem, sondern wirken sich

Chakra	Lage	Thema
Wurzelchakra (1. Chakra)	Steißbein	Überleben, Urvertrauen
Sakralchakra (2. Chakra)	drei Fingerbreit unter dem Nabel	Sinnlichkeit, schöpferische Energie
Nabelchakra (3. Chakra)	drei Fingerbreit über dem Nabel	Willenskraft, Persönlichkeit
Herzchakra (4. Chakra)	Brustmitte	Liebe, Güte, Mitgefühl
Halschakra (5. Chakra)	Kehlkopf	Kommunikation, Kreativität
Stirnchakra (6. Chakra)	Stirnmitte	Intuition, Selbsterkenntnis
Kronenchakra (7. Chakra)	Scheitel	Spiritualität, Selbstverwirklichung

auch auf die Gefühle und Gedanken aus, weshalb wir sie auch als psychoenergetische Zentren bezeichnen können.

Der Begriff Chakra stammt aus dem Sanskrit, der altindischen Gelehrtensprache – er bedeutet soviel wie Rad oder Wirbel. Tatsächlich befinden sich die Chakras in einer ständigen Drehbewegung. Durch das Kreisen ziehen sie Energie von außen an und verteilen diese im Feinstoffleib – dem Astralkörper. Über die Chakras nehmen wir Energie aus unserer Umwelt auf.

Es gibt sieben Hauptchakras, die entlang der Wirbelsäule angeordnet sind:

Jedes einzelne Chakra versorgt bestimmte Organe, aber auch bestimmte seelische Vorgänge, mit Energie. Jedes Chakra betrifft einen wichtigen Lebensbereich:

Auf jeder einzelnen Chakra-Ebene können Sie einen Lernprozess auslösen, der zu mehr Intensität und Bewusstheit führt. Die Arbeit an den sieben Chakras ermöglicht es Ihnen, das Beste aus allen Bereichen Ihres Lebens zu machen:

- Durch die Entfaltung des ersten Chakras lernen Sie, »Ja« zum Leben zu sagen und Ihre ursprüngliche Lebensenergie aufzuspüren.
- Wenn Sie das zweite Chakra erwecken, lernen Sie, »Ja« zu Ihren sexuellen Kräften und Ihrer Sinnlichkeit zu sagen, sie anzunehmen und einen guten Kontakt zu Ihrem Körper herzustellen.

- Die Entwicklung des dritten Chakras hilft Ihnen, »Ja« zu sich selbst zu sagen und Ihre Ich-Kräfte für das Erreichen Ihrer Ziele in der Welt zu stärken.
- Indem Sie das vierte Chakra aktivieren, lernen Sie, »Ja« zur Liebe zu sagen und Mitgefühl für alle Lebewesen zu entwickeln.
- Durch die Entfaltung des fünften Chakras lernen Sie, »Ja« zu Ihrem kreativen Potenzial zu sagen und Ihre Kommunikation mit anderen Menschen zu verbessern.
- Die Entwicklung des sechsten Chakras ermöglicht es Ihnen, Kontakt zu Ihrer Seele aufzunehmen und Ihre intuitiven Kräfte anzuregen.
- Durch die Entfaltung des siebten Chakras lernen Sie, Kontakt zum Göttlichen aufzunehmen und sich Ihres wahren Ursprungs bewusst zu werden.

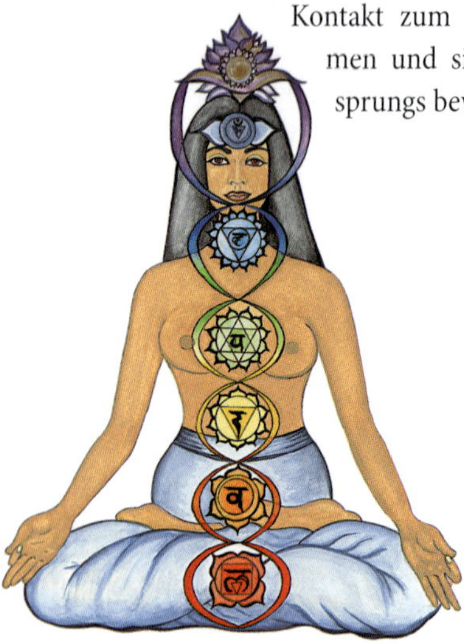

Die sieben Hauptchakras durchstrahlen den Körper vom Beckenboden bis zum Schädeldach.

Der Chakra-Persönlichkeitstest

In diesem Kapitel finden Sie 28 Fragen, die Ihnen dabei helfen, herauszufinden, welche Chakras bei Ihnen augenblicklich dominieren und welche Chakras wahrscheinlich blockiert sind. Beantworten Sie die Fragen mit »Ja« oder »Nein« – denken Sie nicht lange über die richtige Antwort nach, sondern antworten Sie ganz intuitiv – so, wie es Ihnen unmittelbar in den Sinn kommt.

Auf Seite 10 sehen Sie die sieben Chakras formal abgebildet. Jedes dieser Chakras enthält vier Felder mit einer Zahl, die jeweils einer Frage entspricht (zu finden auf Seite 11). Für jede Frage, die Sie mit »Ja« oder »Stimmt« beantworten, malen Sie das entsprechende Feld aus (am besten in der zu dem jeweiligen Chakra passenden Farbe). Wenn Sie die 28 Fragen beantwortet haben, können Sie an diesem Bild ablesen, welche Chakras Ihr Leben derzeit besonders stark bestimmen und welche blockiert sind und Sie an der Entfaltung Ihres gesamten Potenzials hindern.

Haben Sie die Felder mit den Ziffern, die Sie im Test mit »Ja« bzw. »Stimmt« beantwortet haben, ausgemalt? Dann haben Sie jetzt ein anschauliches Bild des augenblicklichen Zustands Ihrer Chakras vor sich. Um das Bild noch aussagekräftiger zu machen, gehen Sie die Fragen

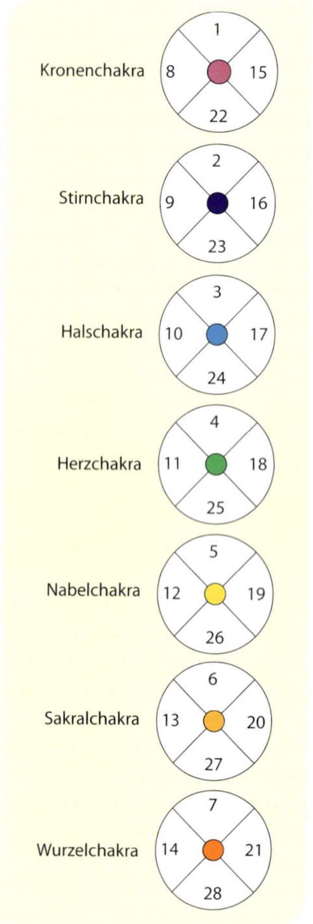

nun nochmals durch und markieren Sie in Ihrem Bild die Fragen, auf die Sie mit absoluter Sicherheit »Nein« oder »Stimmt nicht« antworten, mit einem schwarzen Kreis. Sie werden wahrscheinlich feststellen, dass das keineswegs alle Fragen sind, die Sie im ersten Durchgang verneint haben. Diese Fragen, die Sie nun mit einem wesentlich deutlicheren »Nein« beantworten können, weisen Sie auf Blockaden in dem entsprechenden Kraftzentrum hin.

Wiederholen Sie den Test nach einigen Wochen – so können Sie feststellen, welche Chakras sich im Laufe der Zeit verändern, welche stabil sind und wo sich Blockaden auflösen.

1	Ich fühle mich in der Regel im Einklang mit dem Universum.	Feld 1
2	Meine Intuition ist ziemlich gut ausgeprägt.	Feld 2
3	Ich kann mich gut mit Worten ausdrücken.	Feld 3
4	Ich fühle mich meinen Mitmenschen sehr verbunden.	Feld 4
5	Ich lebe aus dem Bauch heraus.	Feld 5
6	Ich bin meist voller Vitalität und Lebensfreude.	Feld 6
7	Ich liebe es, mich zu bewegen und meinen Körper zu spüren.	Feld 7
8	Es fällt mir leicht, zu meditieren und innere Ruhe zu finden.	Feld 8
9	Ich kann mich gut konzentrieren.	Feld 9
10	Ich fühle mich anderen gegenüber selbstsicher.	Feld 10
11	Vor der Einsamkeit habe ich große Angst.	Feld 11
12	Essen bedeutet für mich einen großen Lustgewinn.	Feld 12
13	Ich verstehe es, das Leben zu genießen.	Feld 13
14	Ich mache mir so gut wie nie Sorgen.	Feld 14
15	Mir fällt es schwer, die äußere Welt ernst zu nehmen.	Feld 15
16	Ich mache mir oft Gedanken über die Welt und das Leben.	Feld 16
17	Ich kann meine Gedanken leicht in Worte fassen.	Feld 17
18	Die Liebe scheint mir die wichtigste Kraft zu sein, die es gibt.	Feld 18
19	Ich ruhe in meiner Mitte und bin nicht leicht zu verunsichern.	Feld 19
20	Ich bin ein sehr leidenschaftlicher Mensch.	Feld 20
21	Ich bin sehr naturverbunden.	Feld 21
22	Meine seelische Heimat liegt jenseits der Welt der Dinge.	Feld 22
23	Ich habe intensive, farbenfrohe Träume.	Feld 23
24	Ich habe viele verschiedene Interessen.	Feld 24
25	Ich habe das Bedürfnis, mich künstlerisch auszudrücken.	Feld 25
26	Ich spüre meine Gefühle meist sehr körperlich.	Feld 26
27	Meine Sexualität ist mir sehr wichtig.	Feld 27
28	Ich bin voll Vertrauen in das Leben und die Zukunft.	Feld 28

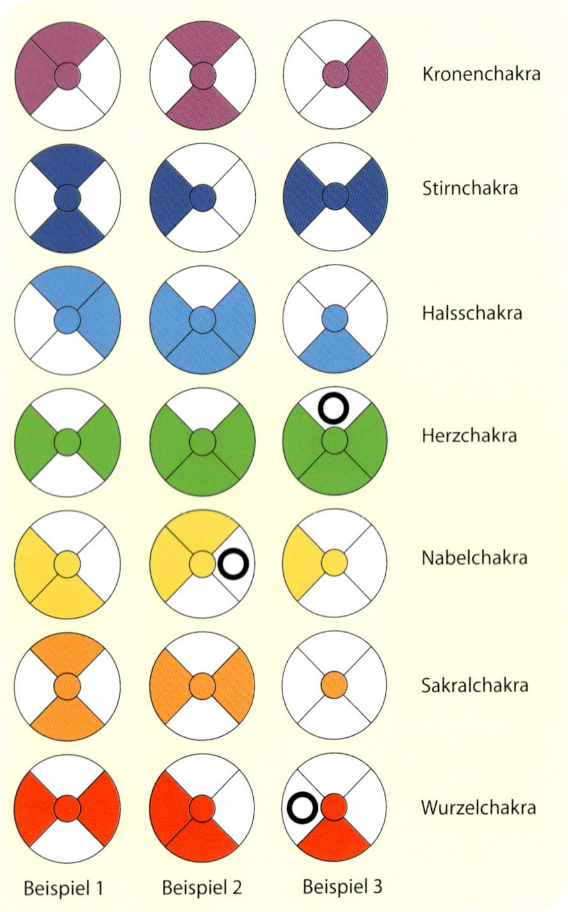
Kronenchakra
Stirnchakra
Halsschakra
Herzchakra
Nabelchakra
Sakralchakra
Wurzelchakra
Beispiel 1
Beispiel 2
Beispiel 3

Erläuterung zu den Beispielen auf Seite 12

- Beispiel 1

Alle Chakras sind gleichmäßig entwickelt und nicht blockiert.

- Beispiel 2

Halschakra und Herzchakra sind dominant. Das Stirnchakra ist schwach. Das Nabelchakra hat eine Blockade.

- Beispiel 3

Das Herzchakra ist dominant, jedoch blockiert. Das Wurzelchakra ist schwach und blockiert.

Der Test hilft Ihnen, Ihre feinstoffliche Wahrnehmung zu verbessern. Es geht nicht darum, wissenschaftlich zu messen und abzuwägen. Der Test dient nicht dazu, Menschen in Schubladen zu stecken.
Was auch immer der Test zeigt: Er ist stets eine Momentaufnahme.
Wenn Sie Ihre Gefühle mit den Testergebnissen vergleichen, erhalten Sie Anhaltspunkte, wo Sie vielleicht noch etwas genauer hinsehen können und schärfen Ihre Wahrnehmung.
Und indem Sie das tun, verändern Sie wiederum die Aktivität Ihrer Chakras! Der Test ist also weit mehr als ein Messinstrument – der Test entspricht vielmehr bereits Chakra-Arbeit.

Die sieben Chakra-Persönlichkeiten

Die sieben Hauptchakras repräsentieren unter anderem auch psychologische Grundmuster. Das Ziel unserer menschlichen Entwicklung ist es, eine Harmonie unserer Kraftzentren zu erlangen, zu dem Punkt zu kommen, an dem die Chakras sich gegenseitig durchdringen und verschmelzen. Dieser Idealzustand wird nur von sehr wenigen Menschen erreicht. Diejenigen, die sich diesem Zustand nähern, werden als Heilige oder Erleuchtete bezeichnet, doch eigentlich sind sie den anderen Menschen nur ein Stück vorausgegangen, oder man kann auch sagen »sie haben etwas früher angefangen«.

Bei den meisten Menschen dominiert ein Chakra über die anderen. Diese Vorherrschaft kann sehr gering oder sehr stark sein, doch stets wird sich dieses Chakra in bestimmten psychologischen Grundmustern offenbaren.

Den sieben Chakras entsprechend gibt es also auch sieben Grundpersönlichkeiten. Wir können wichtige und aufschlussreiche Einsichten gewinnen, wenn wir uns die psychologischen Grundmuster ansehen, die durch das jeweils dominante Chakra zum Vorschein kommen. Wir können Einsicht in uns selbst gewinnen, Einsicht in unsere Stärken und Entwicklungsmöglichkeiten, Einsicht über den Weg, der uns am förderlichsten ist. Und darüber hinaus können wir auch mehr Verständnis für die Entwicklung und das Verhalten anderer Menschen erlangen, wenn wir diese künftig im Zusammenhang mit den jeweils vorherrschenden Chakras sehen.

Der Wurzelchakra-Typus

Das erste Chakra verbindet den Menschen mit der Erde. Dieses Chakra ist die Quelle unseres Lebenswillens, aus ihm entspringt die ursprüngliche Lebenskraft. Es ist das Bindeglied zwischen dem Menschen als geistiges, körperliches und spirituelles Wesen und der Natur. Das Wurzelchakra sorgt für die materiellen Grundlagen unseres Seins, sichert damit das Überleben und spendet die Kraft, die nötig ist, um in der materiellen Welt zu bestehen.

Charakter

Für den Wurzelchakra-Menschen ist das Hauptthema »Überleben und Sicherheit schaffen«. Materielle Sicherheit steht für ihn im Vordergrund; sein Bedürfnis nach Stabilität lässt es nicht zu, dass er sich in abgehobenen weltfremden Träumen verliert. Der Wurzelchakra-Typus ist sehr erd- und naturverbunden – er ist ein Teil der Natur in der er lebt. Nicht, dass ihm das immer bewusst wäre: Er bedarf keiner Worte und Theorien, er lebt einfach in seinem Urvertrauen, das ihm die starke Aktivität des Wurzelchakras verleiht.

Menschen, bei denen das Wurzelchakra dominiert, versuchen, sich in der Welt so gut wie möglich abzusichern. Dazu gehört materieller Wohlstand, die Verbundenheit mit der Heimat, eine stabile Familie und ein sicherer Beruf. Dem gemäß neigen Wurzelchakra-Menschen dazu, eher konservativ zu sein – doch es ist eine Form des Konservativen, die eher darauf abzielt, das Wesentliche, Natürliche und Gesunde zu erhalten.

Der Wurzelchakra-Typus kann sich am besten in Berufen verwirklichen, die seine Bodenständigkeit und Erdverbundenheit reflektieren. Als Gärtner, Bauer, Handwerker kann er ebenso Hervorragendes leisten, wie als Sportler, Bildhauer oder Landschaftsarchitekt. Auch zu Tieren haben Wurzelchakra-Menschen eine besonders gute Verbindung. Der Umgang mit Geld liegt ihnen ebenfalls, bringt aber nicht unbedingt ihre besten Qualitäten zum Vorschein.

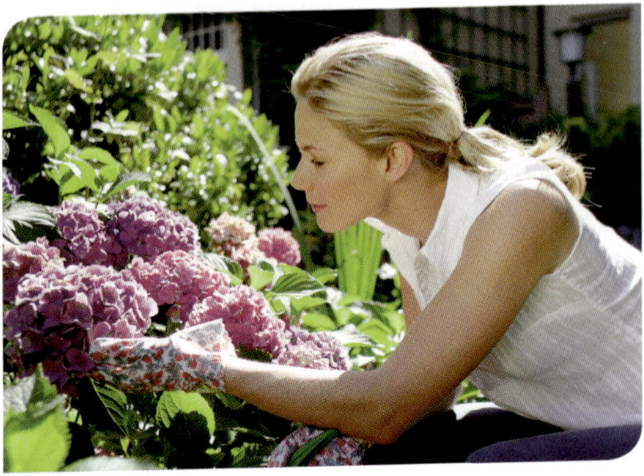

Den Wurzelchakra-Typus kennzeichnet seine enge Verbundenheit mit der Natur.

Stärken

Der Wurzelchakra-Mensch besitzt einen starken Lebenswillen und ein großes Potenzial an Lebensenergie. Zu diesen starken Energien gesellen sich zudem noch seine Ausdauer und Durchsetzungskraft. Solche Menschen vermögen es, in der Welt etwas zu bewegen und ihre Ziele im Einklang mit den Kräften des Lebens zu erreichen.

Das Gefühl für den Wert des Lebens, für die natürlichen Rhythmen gepaart mit der Erd- und Naturverbundenheit macht Wurzelchakra-Menschen zu Kämpfern für die Bewahrung der Natur und einer gesunden, erdverbundenen Lebensweise. Dabei verfallen sie nicht, wie viele andere, die sich für solche wertvollen Ziele einsetzen, ideologischem Denken, sondern bleiben stets pragmatisch und mit beiden Füßen auf dem Boden.

Im Wurzelchakra-Typus sind die besten Voraussetzungen zur vollen Entfaltung der Lebensenergie gegeben. Wenn diese guten Voraussetzungen auf den fruchtbaren Boden einer harmonischen Entwicklung der anderen Chakras fallen, sind Wurzelchakra-Menschen in der Lage mit ihrer Lebenskraft und ihrem Durchsetzungsvermögen wirklich große und wichtige Dinge in ihrem Leben zu leisten.

Aufgaben

Die Kraft eines starken Wurzelchakras bringt auch Gefahren mit sich, wenn sie nicht durch übergeordnete Energien in die richtige Bahn gelenkt wird. Die größten Hemmnisse, die der Entwicklung des Wurzelchakra-Menschen entgegenstehen, sind Selbstsucht und Triebhaftigkeit.

Die Selbstsucht ist ein besonders großes Hindernis auf dem Weg zur Vervollkommnung. Wer stets nur auf sich selbst blickt, dem wird es schwer fallen zu erkennen, dass letztlich alles Sein eins ist und die Fixierung auf den kleinen Teil der Welt, die er »Ich« nennt, ihn des größten Teils seiner Möglichkeiten beraubt.

Die Triebhaftigkeit, die ein starkes Wurzelchakra, das nicht durch die Energien anderer Chakras geleitet wird, mit sich bringen kann, bezieht sich vor allem auf die Grundbedürfnisse des Lebens, allen voran die Nahrungsaufnahme. Das ist in spiritueller Hinsicht nicht so negativ, wie das Problem der Selbstsucht. Doch gerade in Verbindung mit der Selbstsucht ist die Triebhaftigkeit besonders schädlich: Das aggressive Durchsetzen egoistischer Interessen kann zu einer Falle werden, aus der es schwer wird, sich zu befreien. Ein ständiges Nehmen ohne Geben führt zu einem immer stärker werdenden Ungleichgewicht.

Jeder Chakra-Typus hat bestimmte Ängste, für die er anfällig ist. Beim Wurzelchakra-Typus sind das existenzielle Ängste, die schnell auftreten können, wenn die materiellen Bedürfnisse, die dem Wurzelchakra-Menschen so wichtig sind, nicht erfüllt werden. Aus diesen Ängsten heraus können infolgedessen die Probleme Selbstsucht und Triebhaftigkeit verstärkt zum Ausdruck gelangen.

Die negativen Ausprägungen eines starken Wurzelchakras können sich nur dann manifestieren, wenn dieses Chakra übermäßig entwickelt ist, die anderen Kraftzentren sehr schwach oder blockiert sind. Die Möglichkeit, diese Schwierigkeiten zu überwinden, besteht darin, sich stärker mit seinen anderen Chakras zu beschäftigen.

Am wirksamsten wäre es für den Wurzelchakra-Menschen, sein komplementäres Chakra, das Kronenchakra, zu stärken und zu pflegen. Genau das fällt dem Wurzelchakra-Menschen jedoch oft schwer – keine zwei Chakras sind in ihren Charakteristika so verschieden. Auf der anderen Seite ergänzen sich auch keine zwei anderen Chakras so vollkommen.

Die große Chance für den Wurzelchakra-Typus liegt darin, dass er das nötige Durchhaltevermögen, die Energie und das Urvertrauen besitzt, die es ihm ermöglichen, auch schwierige Aufgaben zu bewältigen. Ein erster Schritt ist getan, wenn der Wurzelchakra-Menschen erkennt, dass auch die spirituelle Welt ein wichtiger Teil des Lebens ist, und keinen Widerspruch sondern eine Ergänzung zu den erdverbundenen Kräften darstellt.

Der Sakralchakra-Typus

Das zweite Chakra entspricht dem Element Wasser – dem Element, das mit dem Schöpferischen und Lebenserzeugenden in engem Zusammenhang steht. Das Sakralchakra ist daher auch der Ursprung und Quell der schöpferischen Kräfte des Menschen. Es sorgt für die Fortpflanzung in körperlicher, wie auch in geistiger Hinsicht, es steht daher also sowohl mit der Sexualität als auch der Kreativität in Verbindung.

Charakter

Die Hauptthemen des Sakralchakra-Typus hängen allesamt mit dem Thema Schöpfung zusammen. Die Energie des zweiten Chakras rückt die Lebenslust, die Sinnlichkeit, die Sexualität und die Schaffenskraft in den Vordergrund. Der Sakralchakra-Mensch hat das Bedürfnis, das, was in ihm ist, in die Welt zu bringen und zu vermehren. Ihn prägt die Lust zur Entfaltung.

Das schöpferische Moment, das den Sakralchakra-Typus charakterisiert, ist sehr lebensnah. Kinder zu zeugen oder zu gebären bedeutet eine große Erfüllung für diese Menschen. Im künstlerischen Schaffen liegt jenen, deren zweites Chakra dominiert, nahezu ausschließlich die bildende Kunst am Herzen; das Ästhetische, die Schönheit muss immer auch etwas Handfestes haben, begreifbar sein. Ein starkes Sakralchakra kommt Bildhauern, Architekten, Malern, aber auch Schreinern, Töpfern und Kunstschmieden zugute. Dagegen wird man keine Philosophen, kaum Dichter und nur wenige Komponisten finden, bei denen das Sakralchakra eine dominierende Wirkung entfaltet. Neben den handwerklichen und künstlerischen Berufen profitieren auch alle Heilberufe von den Fähigkeiten, die dem Sakralchakra-Typus eigen sind.

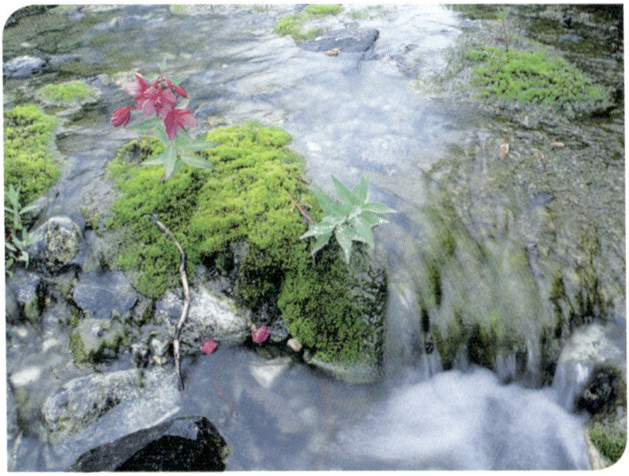

Das Sakralchakra entspricht dem Element Wasser und damit allem Schöpferischen.

Sakralchakra-Menschen wirken oft sehr anziehend auf andere. Ihre Lebenslust, ihre Sinnlichkeit, ihre Selbstsicherheit und fassbare Kreativität macht sie attraktiv und zu ungewöhnlich sympathischen Mitmenschen.

Stärken

Der Sakralchakra-Typus hat viele Stärken, die ihm helfen, sein Potenzial auszuschöpfen. Seine besonderen Begabungen führen dazu, dass er ständig auf der Suche nach neuen Wegen ist, dass er im Fluss bleibt und nicht so leicht in unproduktivem Stillstand verharrt. Seine schöpferische Kraft, seine Begeisterungsfähigkeit und Vitalität ergänzen sich dabei auf ideale Weise.

Männer, die dem Sakralchakra-Typus angehören, haben noch einen weiteren, besonderen Vorteil: Die schöpferische, sinnliche weibliche Energie des zweiten Chakras bewirkt in Männern eine natürliche Harmonie des weiblichen und männlichen Pols. Allerdings sind Männer andererseits auch von den Problemen, die ein dominantes Sakralchakra mit sich bringen kann (s. »Aufgaben«), oftmals verstärkt betroffen.

Frauen, deren Sakralchakra besonders aktiv ist, finden ihre Erfüllung meist in der Mutterschaft – und mit der Kreativität, der Lebensfreude und den heilenden Energien, die das zweite Chakra mit sich bringt, sind sie vielfach auch ideale Mütter, die das Beste für ihre Kinder bewirken und das Beste in ihnen zur Entfaltung bringen.

Ein nicht zu unterschätzender Vorzug des Sakralchakra-Menschen liegt in der Kombination von besonders ausgeprägtem Körperbewusstsein, Lebensfreude und heilenden Energien, die dem Sakralchakra entspringen. Nicht nur, dass dies die idealen Voraussetzungen für eine stabile Gesundheit und ein langes Leben sind – es ermöglicht dem Sakralchakra-Typus auch, über das Körperliche zu höheren Ebenen vorzudringen; beispielsweise durch Yoga und andere spirituelle Methoden.

Nicht zuletzt sind auch die Sinnlichkeit und frei fließende sexuelle Energie ein großes Plus, solange diese Kräfte nicht durch widrige äußere Umstände in falsche Bahnen gelenkt werden. Viele, wenn nicht gar die meisten psychischen Probleme haben ihren Ursprung in einer blockierten Sexualität. Für Menschen, deren Sakralchakra dominiert, eröffnen sich allerdings Chancen, in höhere Seinszustände vorzustoßen. Dazu ist es jedoch nötig, seine Sexualität von mechanischen Mustern zu befreien und sie spirituell auszurichten – was z. B. Ziel des Tantra ist.

Aufgaben

In der großen Stärke des Sakralchakra-Typus – der vitalen, schöpferischen Energie – liegt gleichzeitig seine größte Gefahr: Wird das Schöpferische ausschließlich in der Sexualität verwirklicht, führt das, insbesondere bei männlichen Sakralchakra-Menschen, oft zu Lustabhängigkeit und Triebhaftigkeit. Tritt noch dazu eine Frustration im Bereich der sexuellen Bedürfnisse auf, so können Aggressivität und Zerstörungswut die Folge sein. Dann besteht auch die Gefahr, dass der Sakralchakra-Typus seine starken Energien zum Schaden anderer einsetzt und dadurch seine eigene Entwicklung blockiert. Bei Frauen mit dominierendem Sakralchakra ist die Problematik weniger dramatisch. Sie laufen vor allem Gefahr, sich in der Mutterrolle ganz und gar zu verlieren und dabei ihre eigene Entwicklung zu vernachlässigen, die jedoch letztlich auch für die Kinder wichtig ist.

Die besonderen Ängste, mit denen der Sakralchakra-Typus konfrontiert ist, sind vor allem Verlustängste; am häufigsten regiert dabei die Angst, den Partner zu verlieren – die sich meist in aggressiver Eifersucht äußert.

Die beste Möglichkeit, diesen Gefahren aus dem Weg zu gehen, liegt für den Sakralchakra-Menschen darin, dass er seine Aufmerksamkeit auf die Entwicklung seines komplementären Chakras, des Stirnchakras, legt. Dessen Energien, Weisheit, Intuition und Fantasie, bringen die hervorragenden Voraussetzungen des Sakralchakra-Typus zur Vollendung. Für keinen anderen Chakra-Typus ist die Wahl eines passenden Partners so wichtig, wie für Menschen mit einem dominanten Sakralchakra.

Der Sakralchakra-Typus findet Erfüllung, wenn er seine schöpferische Lebensfreude und seine heilenden Energien bewusst lebt und im Alltag verwirklicht. Dann wird er nicht nur ein besonders glückliches und reiches Leben erfahren, sondern auch viele positive Energien in die Welt tragen können.

Der Nabelchakra-Typus

Das Nabelchakra wird mit dem Element Feuer assoziiert. Diesem Chakra entspringen die stärksten Energien. Eine gute Entwicklung dieses Chakras stößt die volle Entfaltung des menschlichen Potenzials an. Das dritte Chakra ist nicht nur der wichtigste Energiespeicher, sondern auch die Zentrale, von der aus Prana, die Lebensenergie, im Körper verteilt und kontrolliert wird.

Ein gesundes Selbstbewusstsein und Ich-Gefühl haben ihre Grundlage im Nabelchakra – dem Bauch, dem vitalen Zentrum des Menschen. Das Feuer des dritten Chakras zeigt sich auch in der Sensibilität für andere. Energetische Blockaden dieser Eigenschaft können bedenkliche Fehlentwicklungen nach sich ziehen.

Charakter

Das Hauptthema im Leben des Nabelchakra-Menschen heißt Willenskraft und (Selbst-)Kontrolle. Das Durchsetzen und Kontrollieren der Vorstellungen und Ziele, die er sich setzt, hat für diese Menschen absoluten Vorrang. Kein Wunder also, dass der Nabelchakra-Typus der Prototyp des Erfolgsmenschen ist. Menschen, deren Nabelchakra dominiert, üben großen Einfluss auf die Menschen ihrer Umgebung und die Welt aus. Sie setzen Dinge in Bewegung und bringen sie voran. Welchen Beruf sie auch ergreifen – sie werden es weit darin bringen.

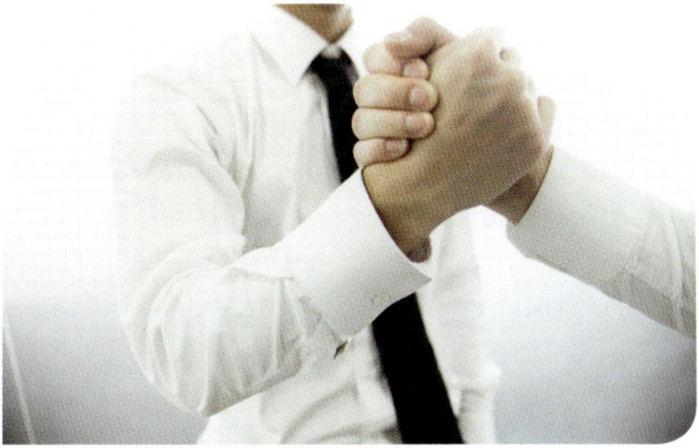

Nabelchakra-Menschen sind oft erfolgreiche Banker oder Manager.

Nabelchakra-Menschen können sich in jedem Fall in leitenden Positionen besser verwirklichen, als in untergeordneten. Die Veranlagung zum Erfolg beinhaltet aber auch eine große Verantwortung.

Stärken

Die große Stärke des Nabelchakra-Typus liegt in seiner außerordentlichen Willenskraft. Was er sich vornimmt, das wird er auch erreichen. Die vielen anderen positiven Energien des dritten Chakras sorgen dafür, dass der Nabelchakra-Typus seine Macht und seinen Einfluss über andere in aller Regel in einer Art und Weise nutzt, die Gutes bewirkt. Die große Willenskraft, die dem Nabelchakra entspringt, wird nämlich durch die wichtigen Energien der Empathie, also des Einfühlungsvermögens, der Sensibilität und der Sehnsucht nach höheren Seinsebenen in die richtigen Bahnen gelenkt. Umgekehrt erleichtern es diese Kräfte dem Nabelchakra-Menschen, die Ziele, die er sich mit seinem Willen setzt, im Einklang mit seiner Mitwelt zu erreichen.

Menschen, deren Nabelchakra besonders stark entwickelt ist, stellen ihre Willenskraft nicht selten in den Dienst der Persönlichkeitsentwicklung. Dies ist äußerst vorteilhaft. Es ist auch der Grund dafür, dass man verhältnismäßig wenige ältere Nabelchakra-Menschen findet. Ist das Nabelchakra in jungen Jahren dominant und fließen seine Kräfte in die Entwicklung der Persönlichkeit, wird sich der Nabelchakra-Typus mit all seiner Willenskraft der Entfaltung seines ganzen Potenzials widmen und dadurch die Energie in allen Kraftzentren gleichmäßig und harmonisch stärken. Bei vielen der großen erleuchteten Weisen dominierte in ihrer Jugend das dritte Chakra.

Zu den bedeutendsten Funktionen des Nabelchakras gehört es, die Lebensenergie im Körper zu verteilen. Dadurch sitzt der Nabelchakra-Typus sozusagen an der Zentrale der Kraft: Es fällt ihm besonders leicht, Kontrolle über den Fluss der Energie zu gewinnen. Krankheiten und Störungen im Fluss der Lebensenergie haben es daher sehr schwer, sich festzusetzen.

Dem Nabelchakra-Typus stehen alle Möglichkeiten offen, wenn er sich vor den Gefahren, die ein dominantes drittes Chakra mit sich bringt, schützen kann.

Aufgaben

Die enormen Energien, über die der Nabelchakra-Typus verfügt, bringen auch einige Gefahren mit sich, wenn sie fehlgeleitet werden. Leider kann dies gerade in der modernen Welt mit ihrem Leistungsdenken und ihrer Ellbogenmentalität relativ leicht geschehen. Werden die Macht und die große Willenskraft des Nabelchakra-Menschen nicht durch positive Energien gelenkt, kann es schnell passieren, dass das Durchsetzungsvermögen zum Selbstzweck verkommt. Dadurch wird nicht nur die eigene Entwicklung behindert, sondern es kann auch viel Schaden für die Mitmenschen entstehen. Den großen Fähigkeiten des Nabelchakra-Typus steht also auch eine hohe Verantwortung gegenüber.

Nabelchakra-Menschen, deren Energien disharmonisch entwickelt sind, können zu rücksichtslosen Machtmenschen mutieren, die von äußerem Erfolg besessen sind und dabei alles andere vernachlässigen. Machtgierige Politiker und skrupellose Geschäftsleute gehören nicht selten zu diesem Typus.

Männer sind stärker gefährdet als Frauen, da die latent aggressive männliche Energie durch die ebenfalls männliche Energie des Nabelchakras noch verstärkt wird. Bei Frauen tritt dieses Problem naturgemäß nicht so häufig auf. Deshalb findet man auch viel häufiger rücksichtslose, machtbesessene Männer als Frauen.

Der Nabelchakra-Mensch ist für Ängste nicht besonders anfällig; wenn er vor etwas Angst hat, dann meist davor, die Kontrolle zu verlieren.

Die genannten Fehlentwicklungen treten oft nur dann auf, wenn, etwa durch eine sehr einseitig ausgerichtete Erziehung, die vielen anderen positiven Energien des Nabelchakras unterdrückt werden. Der Nabelchakra-Typus besitzt von Natur aus einen Drang, seine Persönlichkeit stetig und harmonisch weiterzuentwickeln. Für ihn ist es daher außerordentlich wertvoll, seine Aufmerksamkeit zwei Chakras zu widmen: Zum einen natürlich dem komplementären Halschakra, das für Kommunikation, Inspiration und Wahrheit steht; zum anderen aber auch dem Herzchakra, dessen Energie in allen Fällen heilsam wirkt.

Der Nabelchakra-Typus sollte außerdem die Kunst der Entspannung erlernen. Durch Entspannung kehrt die innere Ruhe ein, die dem Nabelchakra-Menschen mitunter fehlt und die ihn davor bewahren kann, allzu leicht auf Irrwege zu geraten.

Der Herzchakra-Typus

Das Herzchakra steht mit dem Luft-Element in Verbindung, was darauf hinweist, dass die Energie dieses Chakras in der Lage ist, alles zu berühren. Das vierte Energiezentrum bildet den Mittelpunkt der sieben Chakras und steht mit allen anderen Chakras in Verbindung.

Aus dem Herzchakra strömt die machtvollste und grundlegendste Energie, jene Kraft, die in der Lage ist, alles zu durchdringen und zum Guten zu wenden, die sowohl die höchsten, als auch die niedersten Bedürfnisse zu transformieren vermag – die Liebe.

Charakter

Liebe und Mitgefühl stellen die Hauptthemen im Leben des Herzchakra-Typus dar. Je stärker das Herzchakra entwickelt ist, desto mehr ist der Mensch von der Kraft der selbstlosen, alles überwindenden Liebe durchdrungen. Den Herzchakra-Typus charakterisiert Herzlichkeit, Zu-

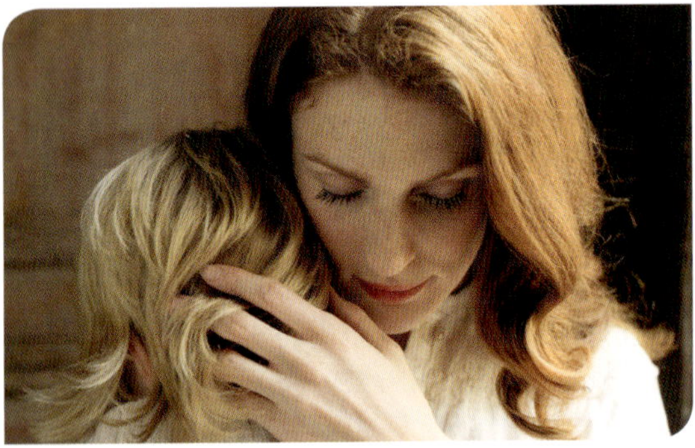

Der Herzchakra-Typus ist voll Wärme und Mitgefühl.

gewandtheit, Wärme, Toleranz und aufrichtiges Mitfühlen mit seinen Mitwesen. Das Mitfühlen steht nicht nur für Mitleiden, es beinhaltet ebenso das Mitfreuen. Der Herzchakra-Typus nimmt das Leiden in der Welt wahr, doch er verzweifelt nicht daran, da ihm, wenn auch oft unterbewusst, klar ist, dass letztlich alles Leid durch die Kraft der Liebe aufgehoben werden kann. Er bringt Liebe in die Welt und macht sie allein dadurch schon weniger leidvoll.

Auch das Verhältnis zu sich selbst ist von Nachsicht und Wärme geprägt. Der Herzchakra-Typus kann sich selbst annehmen, auch wenn er sich seiner Schwächen bewusst ist.

Da er das, was er tut, mit Liebe tut, kann er in nahezu jedem Beruf glücklich sein und Gutes bewirken. Besonders vorteilhaft verwirklicht er sich zum Wohle aller in Tätigkeiten, die mit seelischem Wachstum und Veränderung zu tun haben. Da er es nicht darauf anlegt, durch Willenskraft etwas erreichen zu müssen, findet der Herzchakra-Mensch als Berater, Erzieher, Heiler, Therapeut, als Vater oder Mutter Erfüllung und Befriedigung. Auch große Künstler sind nicht selten Menschen, deren Herzchakra besonders gut entwickelt ist, denn jedes wahre Kunstwerk, das Menschen bewegt und im Herzen berührt, ist von der Kraft der Liebe durchdrungen.

Stärken

Die Stärken des Herzchakra-Typus erscheinen in vielfältiger Form, sie alle entspringen jedoch letztendlich der Kraft der Liebe. Menschen, deren Herzchakra dominiert, haben das Potenzial, die Welt zu einem besseren Ort zu machen, wobei es keiner großartigen Taten bedarf, obwohl der Herzchakra-Typus durchaus auch dazu fähig ist. Letztlich aber wirkt die Liebesenergie des Herzchakras selbst immer und in jeder Beziehung positiv verändernd.

Allein schon durch seine bloße Anwesenheit übt der Herzchakra-Typus positiven Einfluss auf seine Umwelt und seine Mitmenschen aus. Seine aus dem Herzen entspringende innere Ruhe und sein liebevolles, versöhnliches Annehmen seiner Selbst strahlen Harmonie aus, wirken beruhigend und besänftigend.

Besonders hervorzuheben sind auch die Toleranz und die Offenheit, mit der Herzchakra-Menschen der Welt begegnen. Die aufrichtige Toleranz des Herzchakra-Typus ist nicht mit der so oft als Toleranz missverstandenen Gleichgültigkeit zu verwechseln. Es liegt ihm fern, seine Vorstellungen und Ansichten seiner Umwelt aufzudrängen; doch er hält sich auch nicht fern von Situationen und Menschen, die unangenehm oder lästig sind. Er steht allem offen gegenüber, ohne deswegen alles in sich aufzunehmen. Er nimmt an, aber lässt sich nicht verbiegen. Trotz seiner Offenheit kann er er selbst bleiben.

Herzchakra-Menschen fällt es leicht zu erkennen, dass hinter den scheinbaren Unterschieden und Differenzen alles Seiende letztendlich eins und untrennbar von seinem eigenen Sein ist. Durch sein liebevolles Sein wirkt er transformierend auf das Ganze.

Aufgaben

Es gibt eigentlich nur eine einzige Gefahr, mit der der Herzchakra-Typus konfrontiert ist. Da er sich selbst mit ebenso großer Nachsicht und Toleranz begegnet wie seinen Mitmenschen, kann es geschehen, dass er seiner persönlichen Entwicklung nicht die Aufmerksamkeit widmet, die es bräuchte, um sein großes Potenzial wirklich auszuschöpfen. Aus der Ruhe des Herzens wird dann ein liebevoller Stillstand. Das ist sehr bedauerlich, da jede Weiterentwicklung dem Herzchakra-Menschen noch mehr Ebenen eröffnet, auf denen sich die Kraft der Liebe entfalten kann.

Wenn die höheren Chakras blockiert sind, kann es auch geschehen, dass sich der Herzchakra-Typus ganz unreflektiert in seiner Liebe verliert. Zwar kann die Kraft der Liebe nicht direkt etwas Negatives bewirken, doch es ist möglich, dass sie die Selbstverantwortung und Entwicklung anderer behindert. So geschieht es mitunter, dass überfließende, unreflektierte Liebe anderen jegliche Verantwortung und Eigeninitiative nimmt, die sie jedoch bräuchten, um sich selbst weiterzuentwickeln.

Die wichtigste Aufgabe für den Herzchakra-Typus besteht darin, sich bewusst zu machen, dass Entwicklung auf allen Ebenen wichtig ist.

Im Gegensatz zu den anderen Chakras hat das Herzchakra kein komplementäres Chakra – es gibt keinen notwendigen Gegenpol zur Liebe. Das Herzchakra ruht im Zentrum. Es ist also für den Herzchakra-Typus ratsam, die gleichmäßige Entwicklung aller Chakras zu betreiben. Eine wunderbare Möglichkeit, dies zu erreichen, eröffnet sich, wenn er der Kraft der Liebe künstlerischen Ausdruck verleiht.

Der Halschakra-Typus

Das Halschakra ist das unterste der drei höheren Chakras, die mit den höheren geistig-seelischen Funktionen in Verbindung stehen. Es verbindet das Herzchakra mit dem Stirnchakra; dadurch spielt es eine Vermittlerrolle zwischen Gefühl und Spiritualität und trägt zur Überwindung der Dualität bei.

Auch das Element, mit dem das Halschakra assoziiert ist, weist darauf hin: Äther oder Raum ist das Bindeglied zwischen materiellem und immateriellem Sein.

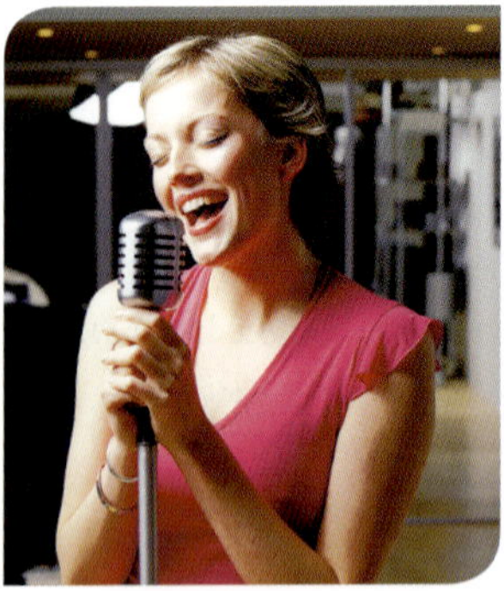

Menschen mit dominantem Halschakra sind meist talentierte Sänger.

Charakter

Das Hauptthema des Halschakra-Typus ist Kommunikation. Für diese Menschen ist es ein Grundbedürfnis, sich mitzuteilen, ihre Gedanken auszudrücken und die Dinge für sich und andere auf rationaler Ebene zu klären. Rational bedeutet jedoch nicht ohne Gefühl – wirkliche Rationalität oder Vernunft bezieht immer die Gefühle mit ein. Rationales Denken ohne Gefühle wäre unvernünftig und irrational.

Das Kommunikationsbedürfnis des Halschakra-Menschen beschränkt sich keineswegs auf die Kommunikation mit seiner Umwelt. Es umfasst genauso die innere Kommunikation: die Kommunikation mit dem Unterbewussten, das innere Gespräch, das Klarheit ins Denken und Fühlen bringt. Der Halschakra-Typus klärt die Dinge erst einmal für sich, bevor er sie nach außen trägt. Daraus resultiert auch der Mut, zur eigenen Meinung zu stehen – er will der Wahrheit Ausdruck verleihen.

Halschakra-Menschen sind gute Lehrer und Vermittler. Sie können sich am besten im Gespräch mit anderen entfalten. Auch als Künstler bringen sie ihre Begabungen zur Entfaltung – schließlich ist künstlerischer Ausdruck immer auch eine Form der Kommunikation. Insbesondere als Musiker, vor allem als Sänger, oder als Schauspieler tun sich Menschen, die zum Halschakra-Typus gehören, hervor. Auch als Dichter und Schriftsteller können sie Großes leisten. Dabei vermissen sie allerdings häufig den für sie so wichtigen Umgang mit anderen Menschen. Als Naturwissenschaftler und Dozenten sind sie bei der verständlichen Vermittlung komplizierter Sachverhalte unübertrefflich.

Stärken

Die Stärken des Halschakra-Typus sind vielseitig – und diese Vielseitigkeit ist wiederum eine seiner Stärken. Das große Interesse an einer Vielzahl von Dingen macht es dem Halschakra-Typus leicht, Neues zu lernen, Verbindungen herzustellen und damit sein Potenzial zu erweitern. Mithilfe seines ausgeprägten rationalen Denkvermögens spürt er die Gemeinsamkeiten zwischen Dingen auf, die nicht offensichtlich zusammenhängen. Dies ist einerseits die Voraussetzung für klares Denken und zugleich Grundbaustein wahrer Kreativität, denn diese resultiert meist aus der ungewohnten Verknüpfung von bereits Vorhandenem.

Klares und klärendes Denken beruht auf der Verwendung von Symbolen, insbesondere den Symbolen der Sprache. Mit diesen Symbolen kann der Halschakra-Mensch perfekt umgehen. Der Halschakra-Typus ist jedoch nicht nur wortgewandt – er vermag es auch, seine Gedanken klar in Worte zu fassen und damit vermittelbar zu machen. Darauf beruht die Kommunikationsfähigkeit, die eine der größten Stärken von Menschen mit gut entwickeltem Halschakra ist.

Menschen verständigen sich natürlich nicht nur, ja nicht einmal zum größten Teil, über Worte. Gefühle, Gedanken oder spirituelle Einsichten können manchmal gar nicht in Worten ausgedrückt werden. Deshalb sind die Körpersprache, die Gefühle, die sich durch den Klang der Sprache vermitteln, die Sprache der Kunst und Musik ebenso wichtig. Sie dienen der Kommunikation, in all deren Formen der Halschakra-Typus versiert ist. Am meisten liegt ihm jedoch das gesprochene Wort.

Eng mit der Kommunikationsfähigkeit hängt eine weitere Stärke des Halschakra-Typus zusammen: seine Musikalität. Hier zeigt sich ganz besonders deutlich seine Fähigkeit, die materielle Ebene und die spirituelle Ebene verschmelzen zu lassen und sich damit aus der Dualität zu befreien.

Das höchste Ziel des Halschakra-Typus ist die Wahrheit. Alles, was ihn antreibt, ist diesem Ziel untergeordnet – selbst seine Kommunikationsfähigkeit dient letztlich der Vermittlung der Wahrheit. Das Streben nach Wahrheit und die Kraft, ihr Ausdruck zu verleihen, zeichnen den Halschakra-Menschen besonders aus.

Aufgaben

In eben jenem Drang zur Wahrheit liegt die große Stärke und Chance des Halschakra-Typus – und sein größtes Problem. Er will der Wahrheit Ausdruck verleihen, doch kann er nur jene Wahrheit vertreten, die ihm als solche erscheint. Doch wie bei jedem anderen Menschen ist auch seine Wahrheit subjektiv und relativ. So kann es dem Halschakra-Typus passieren, dass er Wahrheiten verkündet, die ausschließlich seine eigenen sind.

Leider verwechseln besonders Halschakra-Menschen ihre eigene Sicht der Dinge oft mit der absoluten Wahrheit und können nicht verstehen, wenn andere Menschen die Dinge aus ihrem jeweiligen, ganz eigenen Blickwinkel betrachten und beurteilen.

Erschwerend kommt hinzu, dass es Halschakra-Menschen leicht fällt, andere über die Sprache zu manipulieren. Auf sprachlicher Ebene werden diese Menschen anderen stets überlegen sein – und sich ihnen auch überlegen fühlen. Oft versuchen sie äußerst beharrlich, die anderen von ihren eigenen Standpunkten zu überzeugen, was dann leicht in Streitigkeiten und Disharmonie enden kann.

Diesen Gefahren begegnet der Halschakra-Typus am besten, indem er sich der Entwicklung seines Komplementär-Chakras, dem Nabelchakra, und insbesondere auch dem Herzchakra widmet. Die wichtigste Erkenntnis für den Halschakra-Typus besteht darin, dass die Wahrheit nicht fassbar ist und daher vor jedem Versuch, die Wahrheit zu vermitteln, ausdrücklich stehen muss: »Mir scheint ...«

Der Stirnchakra-Typus

Das sechste Chakra ist der Quell von Intuition, Fantasie und unmittelbarer Wahrnehmung. Es ist keinem Element zugeordnet, da es die materielle Welt überschreitet und die Verbindung des Menschen zur geistigen Welt knüpft. Das Stirnchakra ermöglicht intuitive Erkenntnisse und lässt unmittelbare Erfahrungen zu, die nicht direkt von den körperlich gebundenen Sinnen abhängen – Erfahrungen, die daher oft als übersinnlich bezeichnet werden. Das Stirnchakra verbindet uns mit der geistigen Welt und ermöglicht den alltäglichen Gedanken, zur Ruhe zu kommen und die Dualität zu überwinden.

Charakter

Die zentralen Themen des Stirnchakra-Typus sind Weisheit und Selbsterkenntnis. Sein Streben zielt ganz auf die Entfaltung seines höheren Selbst ab: Das Mittel dazu ist die Suche nach Selbsterkenntnis, das Ziel ist Weisheit, die jenseits der Welt der Meinungen und der Dualität liegt.

Wer vom Stirnchakra dominiert wird, durchdringt die Welt mit seiner intuitiven Gabe und vermag Dinge zu erkennen, die anderen verschlossen bleiben. Dazu trägt auch seine Fantasie bei, die ein Quell wirklicher Kreativität ist – einer Kreativität, die in der Lage ist, Neues in die Welt zu bringen.

Stirnchakra-Menschen können am ehesten Erfüllung als geistige Lehrer, Geisteswissenschaftler und Künstler finden. Als Künstler sind sie von der Zustimmung anderer unabhängig: Sie können nach dem Prinzip »Kunst um der Kunst willen« leben. Als Heiler sind Stirnchakra-Menschen ein wahrer Segen für alle, denen sie begegnen.

Stärken

Die größte Stärke des Stirnchakra-Typus liegt nicht in dem, was er ist, sondern in dem, was er zu werden be-

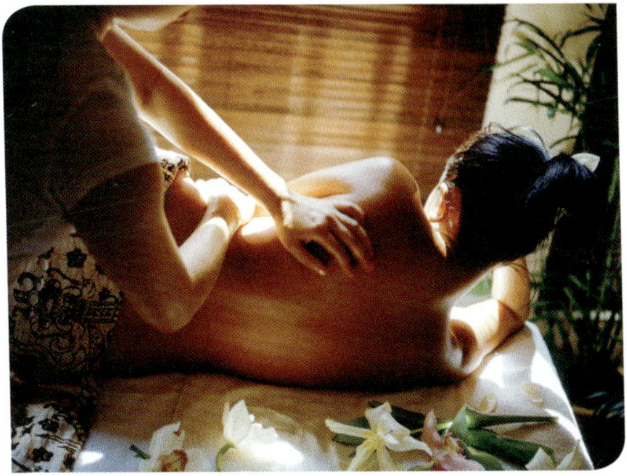

Stirnchakra-Menschen sagt man heilende Fähigkeiten nach.

strebt ist. Seine Suche nach der Welt hinter der Welt des Offensichtlichen führt ihn seiner Vollendung entgegen. Stirnchakra-Menschen gelingt es am leichtesten ihr Potenzial zu erfüllen, vorausgesetzt, dass ihre Entwicklung nicht durch Blockaden anderer Chakras behindert wird.

Ein gut entwickeltes Stirnchakra ermöglicht es, mehr zu sehen. Der Stirnchakra-Mensch kann sich ein Bild machen, das nicht von dem was ist, sondern von dem was sein könnte geprägt ist. Das versetzt ihn in die Lage, Visionen zu entwickeln, etwa für den Verlauf seines eigenen Lebens, aber genauso für die Verringerung des Leids in der Welt. Die in hohem Maße geschärften Sinne dienen dem Stirnchakra-Typus nicht nur zur Projektion der Vorstellungskraft nach außen, sondern bilden und formen auch seine Persönlichkeit. Mit jedem Erkenntnisschritt nähert er sich seinem Ziel – der Weisheit.

Stirnchakra-Menschen fällt es leichter als anderen, Illusionen und Täuschungen als solche zu erkennen und zu überwinden. Sie durchdringen die Welt und sehen die Einheit hinter den Dingen. Daraus entsteht allmählich der innere Frieden, den Stirnchakra-Menschen empfinden und in die Welt ausstrahlen, sofern sie sich auf ihrem spirituellen Weg weit genug entwickelt haben.

Eine der großen Stärken des Stirnchakra-Typus ist sicherlich seine gewaltige schöpferische Energie, die oft nicht erkannt wird – nicht einmal von ihm selbst. Sein kreatives Schaffen erscheint ihm so selbstverständlich, dass er es nicht als seine besondere Kraft ansieht. Anderen offenbart sich sein schöpferisches Potenzial ebenfalls nicht unmittelbar, da die Ausdrucksformen des Stirnchakra-Typus das Erkenntnisvermögen anderer Menschen oft überfordern können. Wird das kreative Wirken dieses Chakra-Typs jedoch entdeckt, stößt es in der Regel auf große Begeisterung, da durch seine Art von Kreativität wahrhaft Neues in die Welt kommt.

Die vielleicht wichtigste Fähigkeit des Stirnchakra-Menschen besteht darin, dass er seine Gedanken völlig still werden lassen kann. Ihm gelingt das, was der Klassiker Patanjali als Ziel des Yoga definiert: » … das Zur-Ruhe-Bringen der Bewegungen der Denksubstanz.« Erreicht er diese Stille, schwindet die Dualität: männlich und weiblich, rechte und linke Gehirnhälfte, Intellekt und Gefühl, Wahrnehmung und Intuition verschmelzen miteinander und vereinen sich im Bewusstsein von Frieden.

Aufgaben

Die großen Möglichkeiten, die dem Stirnchakra-Typus offen stehen, bergen jedoch auch mancherlei Gefahren. Es kann ihm passieren, dass er beim Durchdringen des Scheinbaren den Kontakt zur Welt der Dinge verliert, in der die Menschen leben, und damit die Verbindung zu seinen Mitmenschen. Zwar kann der Stirnchakra-

Mensch auch ohne die Zustimmung anderer Erfüllung finden, doch letztendlich ist seine Weiterentwicklung ohne Kontakt mit anderen Menschen einfach unmöglich.

Der Verlust der Verbindung zur materiellen Welt kann beim Stirnchakra-Typus Vereinsamung und Depressionen auslösen, wenn er in seiner Entwicklung noch nicht weit fortgeschritten ist.

Ist das Stirnchakra sehr einseitig entwickelt und sind andere Chakras noch zusätzlich blockiert, können die ungewöhnlichen Wahrnehmungsmöglichkeiten geistig-seelische Probleme mit sich bringen, in einigen Fällen sogar Geisteskrankheiten wie Psychosen oder Schizophrenie, aber auch Ängste, für die der Stirnchakra-Typus am ehesten anfällig ist.

Die genannten Probleme treten jedoch nur dann in Erscheinung, wenn andere Chakras blockiert oder extrem geschwächt sind. Die wichtigste Aufgabe für den Stirnchakra-Menschen besteht also darin, die Entwicklung der unteren Chakras voranzutreiben und sie als Teil seines Strebens nach Weisheit zu nutzen. Am förderlichsten ist für den Stirnchakra-Typus hierbei die Konzentration auf das Komplementär-Chakra, das Sakralchakra.

Der Kronenchakra-Typus

Das Kronenchakra verbindet den Menschen mit der Gesamtheit allen Seins. Es ist der Ort des reinen, von Dualität befreiten Bewusstseins: des kosmischen Bewusstseins. Die volle Entfaltung des Kronenchakras ist gleichbedeutend mit der Erfahrung, die als Erleuchtung bezeichnet wird. Das Kronenchakra wird keinem Element zugeordnet, was daran liegt, dass seine Energie außerhalb des Materiellen liegt.

Ein dominierendes Kronenchakra ermöglicht Wahrnehmungen, die jenseits der Sinne liegen. Alle echten religiösen und spirituellen Erfahrungen werden durch das Kronenchakra übermittelt.

Charakter

Die zentralen Themen des Kronenchakra-Typus sind Erleuchtung und Selbstverwirklichung. Das Streben nach Erlösung, die Spiritualität, der Glaube, die Religion und die Suche nach der höchsten Ebene der Selbstverwirklichung, die das Selbst überwindet, gelten dem Kronenchakra-Typus als die wichtigsten Ziele in seinem Leben. Manchmal scheinen diese Menschen nicht von dieser Welt zu sein. Doch das ist ein Irrtum: In Wahrheit leben sie ganz und gar in der Welt, doch sie leben jenseits der Täuschungen und Illusionen, die andere Menschen oft für die Wirklichkeit halten.

Der Charakter des Kronenchakra-Typus ist im Allgemeinen schwer fassbar, da er in so vielfältigen Formen in Erscheinung tritt. Denn mehr als bei jedem anderen Typus bestimmen die anderen Chakras den Charakter des

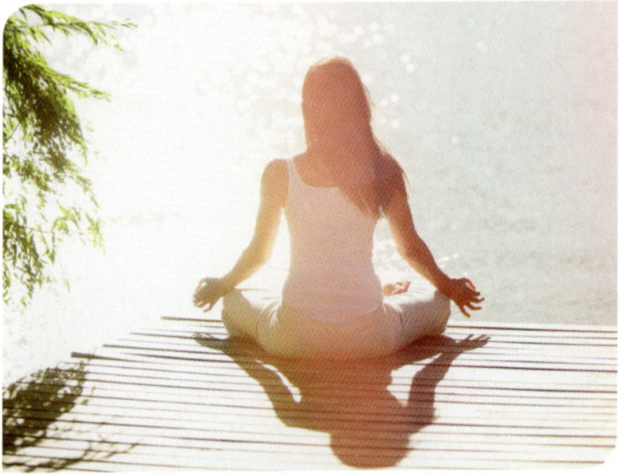

Aus der Meditation gewinnt der Kronenchakra-Typus die meiste Kraft.

Kronenchakra-Typus. So sind Kronenchakra-Menschen meist schwer durchschaubar nicht etwa, weil sie sich bewusst geheimnisvoll gäben, sondern weil ihre Erfahrungen und Wahrnehmungen sich oft von denen anderer Menschen unterscheiden und sie deshalb von anderen häufig nicht verstanden werden.

Der Kronenchakra-Typus kann in jeder Situation, Lebenslage und jedem Beruf seinen Zielen nachgehen; er ist relativ unabhängig von den äußeren Umständen. Doch naturgemäß zieht es diese Menschen in Bereiche, die mit Religion oder Spiritualität zu tun haben. Man findet unter ihnen jedoch öfter einfache Mönche, als hohe religiöse Würdenträger, öfter Einsiedler, als Menschen, die im grellen Licht der Öffentlichkeit stehen.

Wahre spirituelle Lehrer sind oft Kronenchakra-Menschen, Künstler finden sich hingegen fast nie unter ihnen. Sie müssen und wollen sich nicht künstlerisch ausdrücken, da sie das, was die Kunst andeutet oder ahnt, als Gewissheit in sich tragen.

Stärken

Die Stärke des Kronenchakra-Typus ist sein unbeirrbares Streben nach Vollendung. Nichts hält ihn davon ab, sie zu erreichen und die Begrenzungen, die ihm das materielle Sein auferlegen, zu überwinden. Sein gut entwickeltes Kronenchakra verleiht dem Kronenchakra-Typus Fähigkeiten, die oft als übernatürlich bezeichnet werden; dabei hat er sie gerade deshalb, weil er seiner wahren Natur besonders nahe kommt.

Zu den Stärken des Kronenchakra-Typus gehört seine stark nach außen strahlende Energie, mit der er positive Veränderungen bewirken kann: Er sendet Güte und Ruhe aus, was anderen Menschen Kraft gibt.

Oft wirken Kronenchakra-Menschen, meist völlig absichtslos, wie ein Katalysator; sie bringen andere Menschen dazu, sich der Spiritualität zuzuwenden und ihre Persönlichkeit zu entwickeln.

Kronenchakra-Menschen zeigen oft viele Stärken, die auf den ersten Blick anderen Chakras zugeordnet sind. Das liegt daran, dass ein gut entwickeltes Kronenchakra die Energie aller anderen Chakras anhebt.

Aufgaben

Auch beim Kronenchakra-Typus gibt es nicht nur Stärken, sondern mitunter auch weniger vorteilhafte Entwicklungen. Im Extremfall kann sich das in angstvoller Zurückgezogenheit und Ich-Auflösung zeigen. Dadurch verlangsamt sich die spirituelle Entwicklung oder kommt sogar zum Erliegen, und der mögliche positive Einfluss des Betroffenen auf die Welt vermindert sich.

Zum Kronenchakra-Typus können auch Menschen gehören, deren Kronenchakra nur durchschnittlich entwickelt ist. Bei ihnen überwiegt der Einfluss des Kronenchakras, weil die anderen Chakras blockiert oder sehr schwach sind. Bei diesen Menschen besteht die Gefahr, dass sie abergläubischen Vorstellungen verfallen und sie ihre Zuflucht in negativen Kräften, so genannter „schwarzer Magie" suchen. Diese Menschen haben auch eine höhere Anfälligkeit für so genannte „Geisteskrankheiten".

Der Kronenchakra-Typus sollte seinen anderen Chakras genügend Aufmerksamkeit schenken, vor allem der Entwicklung seines Komplementär-Chakras, dem Wurzelchakra.

Die Energien dieses Chakras verbinden ihn mit der Erde, während es ihn, solange bis er die Einheit allen Seins vollends erkennt, eher zum Himmel zieht.

Gelingt es dem Kronenchakra-Typus, die Entwicklung seines Wurzelchakras voranzutreiben, erfährt seine spirituelle Entfaltung einen enormen Energie-Impuls.

Harmonieprogramme für die sieben Chakras

Sieben Harmonieprogramme, eines für jedes einzelne Chakra, eröffnen Ihnen eine große Bandbreite an Behandlungsmethoden, derer sich die Chakra-Therapie bedient. Mit den vorgestellten Anwendungen können seelische und gesundheitliche Probleme gezielt gelöst werden, die von geschwächten oder blockierten Chakras herrühren.

Die Methoden der Chakra-Therapie haben einige wichtige Vorteile:

- Sie erhöhen das körperliche Wohlbefinden.
- Sie führen zu seelischer Ausgeglichenheit.
- Sie wirken entspannend.
- Sie reinigen die Chakras.
- Sie regen den Energiefluss in den feinstofflichen Energiebahnen sanft an.
- Sie beseitigen Blockaden in den Chakras.

Die Methoden der Chakra-Therapie

Bevor Ihnen die praktischen Übungen vorgestellt werden, erhalten Sie einen kurzen Überblick über die verschiedenen Methoden der Chakra-Therapie. Heilmethoden, mit denen die Chakras möglichst effektiv harmonisiert werden können, umfassen die Aroma-, Edelstein- und Bachblüten-Therapie sowie die Pflanzenheilkunde. Diese alternativen

Therapieformen werden durch Vokalvibrationsübungen und Affirmationen sowie durch Chakra-Energiemassagen und allgemeine Tipps für den Alltag ergänzt.

Die vorgestellten Methoden sind einfach durchzuführen und dabei zugleich sehr wirkungsvoll. Für die Chakra-Therapie gilt: Vertrauen Sie sich selbst! Sie besitzen alle Kräfte und Fähigkeiten, die Sie brauchen, um Ihre Chakras zu entwickeln. Wenn Sie die Techniken anwenden, die in diesem Büchlein beschrieben sind, und auf Ihre innere Stimme und Ihre Intuition hören, können Sie auch ohne weitere Anleitung wunderbare Ergebnisse erzielen! Nur in sehr seltenen Ausnahmefällen – etwa wenn schwere Blockaden in den Chakras vorliegen oder körperliche oder seelische Probleme übermächtig werden – ist es nötig, professionelle Hilfe in Anspruch zu nehmen. Meist ist es aber besser, sich selbst auf den Weg zu machen: Sie selbst wissen am besten, was Ihnen gut tut.

Sie erhalten hier einen Überblick über die verschiedenen Heilmethoden. Obwohl diese Methoden sich sehr gut kombinieren lassen und in Programmen zusammengefasst sind, müssen Sie sie nicht alle zusammen anwenden. Wählen Sie einfach die ein oder andere Therapieform aus und bleiben Sie eine Zeit lang dabei.

Bei konkreten Problemen kann es allerdings wirkungsvoller sein, eine Kur zu machen und mehrere oder alle Anwendungen des auf das betreffende Chakra zugeschnittenen Programms länger durchzuführen.

Die Aromatherapie

In Ägypten wurden Düfte schon vor rund 5000 Jahren zur Heilung eingesetzt. Auch in der modernen Aromatherapie wird die Macht der Düfte bewusst genutzt. Düfte können unsere Stimmung in Sekundenschnelle verändern, da der Geruchssinn direkter als jeder andere Sinn mit unserem Unterbewusstsein und unseren Gefühlen verbunden ist. Über das Riechfeld in der Nasenschleimhaut steht der Geruchsnerv direkt mit dem Limbischen System in Verbindung. Diese Steuerzentrale im Stammhirn übt einen starken Einfluss auf die Gefühle und auch auf den Hormonhaushalt aus.

Auch die Chakras wirken sich stark auf die Gefühle und die Hormonausschüttung aus. Und so, wie der Zustand der Chakras Gefühle und Stimmungen beeinflusst, so beeinflussen Stimmungen und Emotionen auch den Energiefluss in den Chakras. Fühlen Sie sich niedergeschlagen und frustriert, wird sich dies auf den Zustand Ihrer Chakras ebenfalls negativ auswirken.

Die Aromatherapie harmonisiert den Gefühlsbereich und trägt somit indirekt dazu bei, Chakra-Blockaden zu lösen. Im Mittelpunkt dieser sanften Therapieform stehen die ätherischen Öle, die in jeder Pflanze in Form winziger Öltröpfchen enthalten sind. Da es große Qualitätsunterschiede gibt, sollten Sie darauf achten, ausschließlich hochwertige, naturreine Öle zu verwenden.

Anwendung:

- Die Aroma-Öle dürfen nie unverdünnt eingesetzt werden. Da es selten einmal zu allergischen Reaktionen auf bestimmte Öle kommen kann, sollten Sie besonders anfangs sehr vorsichtig mit der Dosierung umgehen.
- Die einfachste Möglichkeit, ätherische Öle anzuwenden, besteht darin, wenige Tropfen in einer Duftlampe verdampfen zu lassen.
- Sie können aber auch Bäder aromatisieren oder gezielte Chakra-Duftmassagen mit ätherischen Ölen durchführen.
- Bei der Chakra-Duftmassage reiben Sie mit dem Öl den Hautbereich über dem jeweiligen Chakra mit sanften, kreisförmigen Bewegungen so lange ein, bis das Öl in die Haut eingezogen ist.

Die Pflanzenheilkunde

Heilpflanzen wurden in allen Kulturen erfolgreich verwendet, um Krankheiten zu heilen und das Wohlbefinden zu erhöhen. Vor allem in der mittelalterlichen Klostermedizin war der Einsatz heilsamer Kräuter weit verbreitet und beliebt. Wissenschaftliche Untersuchungen konnten die Wirksamkeit vieler pflanzlicher Mittel in letzter Zeit eindeutig belegen, und die Phytotherapie oder Pflanzenheilkunde ist inzwischen auch ein anerkannter Bereich der modernen Heilkunde.

Neben ätherischen Ölen enthalten Heilkräuter viele wertvolle Stoffe wie Flavonoide, Saponine, Gerbstoffe aber auch Vitamine und Mineralstoffe. Viele Heilwirkungen lassen sich auf diese Inhaltsstoffe zurückführen. Andere sind nur durch die synergetischen Effekte erklärbar; das bedeutet, dass bestimmte Heilwirkungen nur durch das harmonische Zusammenwirken der vielen Inhaltsstoffe einer Pflanze auftreten, während einzelne, isolierte Inhaltsstoffe diese Wirkungen nicht zeigen.

Heilkräuter wirken auf körperlicher Ebene unter anderem entzündungshemmend, antibakteriell, schmerzlindernd, krampflösend, tonisierend, entgiftend, abwehrstärkend oder fiebersenkend. Doch es gibt auch viele Heilpflanzen, die der Seele gut tun und beruhigend, angstlösend, antidepressiv, schlaffördernd oder allgemein harmonisierend wirken.

Einige Heilpflanzen beeinflussen Bereiche, die eindeutig bestimmten Chakras zugeordnet werden können. Indem die heilenden Kräuter Körper und Seele harmonisieren, tragen sie dazu bei, den Energiefluss und damit die Chakra-Aktivität anzuregen. Die einfachste Möglichkeit, Heilkräuter einzusetzen, besteht in der Zubereitung von speziellen Heiltees. Die Anwendungsform hängt jedoch von der jeweiligen Heilpflanze ab. Einige Wirkstoffe lassen sich für die Harmonisierung der Chakras effektiver einsetzen, wenn man die Heilpflanzen in Wein oder Milch ansetzt, statt sie in Form von Tee einzunehmen.

Die Edelstein-Therapie

Die Heilkraft der Edelsteine war schon bei den alten Ägyptern, Griechen und Römern bekannt. Aristoteles interessierte sich ebenso für die Energie der Edelsteine wie später Hildegard von Bingen in Deutschland. Weltweit haben Heilkundler aller Traditionen Erfahrungen mit der Kraft der Edelsteine gesammelt. Die Edelstein-Therapie ist eine sehr subtile, feinstoffliche Heilmethode. Ihre Wirkungen sind zwar erfahrbar, für die Wissenschaft sind sie bisher jedoch noch nicht greif- oder begreifbar.

Heilsteine wirken über feinstoffliche Kräfte, Farben und Schwingungsmuster auf das menschliche Energiesystem ein. Diese Farben, Kräfte und Schwingungsmuster entsprechen verschiedenen Chakra-Ebenen und beeinflussen diese. Jedes Chakra kann durch eine Vielzahl von Heilsteinen aktiviert und harmonisiert werden. Die Edelstein-Therapie ist eine Erfahrungs-Heilkunde. Nicht jeder Stein wirkt bei jedem Menschen gleich. Sie sollten also selbst in Ruhe ausprobieren, welche Edelsteine bei Ihnen die besten Ergebnisse erzielen.

Anwendung:

- Zur Unterstützung von Heilungsprozessen und zur Beseitigung von Chakra-Blockaden können Sie die Edelsteine unterschiedlich anwenden: Am einfachsten und effektivsten ist es, den Stein Ihrer Wahl auf der Haut zu tragen.
- Sie können Rohsteine oder Trommelsteine, das sind Steine, die in einer Trommel geschliffen wurden, verwenden, indem Sie sie direkt auf den Bereich der Chakras auflegen.

- Oder Sie benutzen die Steine als Handschmeichler – ihre Energie wird dabei über die Handchakras aufgenommen.
- Eine weitere Möglichkeit besteht darin, den Edelstein an einer Kette, die möglichst aus reinem Gold bestehen sollte, am Körper zu tragen.

Die Bachblüten-Therapie

Die von dem englischen Arzt und sensitiven Forscher Dr. Edward Bach begründete Bachblüten-Therapie gehört zu den wirkungsvollsten Heilmethoden der Alternativmedizin. Ähnlich wie die Homöopathie ist auch die Bachblüten-Therapie eine ganzheitliche Methode, die ihre Wirkungen über feinstoffliche Kreisläufe entfaltet. Die Bachblüten sind Energieträger. Bei den verwendeten Essenzen handelt es sich nicht etwa um Pflanzenextrakte, sondern um Mittel, die die subtile Information der jeweiligen Pflanze enthalten.

Bei der Herstellung der Bachblüten werden die Heilschwingungen bestimmter Pflanzen auf reines Quellwasser übertragen. Dabei spielt auch der Zeitpunkt der Herstellung eine wichtige Rolle: Bachblüten werden ausschließlich an warmen, sonnigen und wolkenlosen Tagen angesetzt – die Energie aus Licht und Wärme hat hierbei also einen großen Einfluss.

Die Bachblüten-Therapie hilft zwar auch bei der Bekämpfung körperlicher Beschwerden, entfaltet aber ihre stärksten Wirkungen bei der Behandlung von seelischen Problemen wie Ängsten, Depressionen,

Hemmungen, Unsicherheit usw. Ebenso wie die sorgfältige Chakra-Arbeit harmonisiert auch die Bachblüten-Therapie unseren Gemütszustand.

Einige der 38 Bachblüten lassen sich gut anwenden, um ebenfalls die Energie in den Chakras anzuregen. Die energetischen Einflussbereiche bestimmter Bachblüten entsprechen genau denen bestimmter Chakras. Die besten Erfolge werden vor allem erzielt, wenn man jeweils zwei Bachblüten miteinander kombiniert, da das Wirkungsspektrum auf feinstofflicher Ebene dadurch besonders groß ist.

Anwendung:

- Die Bachblüten öffnen Herz und Seele und tragen auf diese Art und Weise dazu bei, den Energiestrom in den Chakras anzuregen.
- Innerhalb der Chakra-Therapie sollten dreimal täglich jeweils drei Tropfen der beiden ausgewählten Bachblüten eingenommen werden. Der beste Zeitpunkt für die Einnahme ist kurz vor den Hauptmahlzeiten.
- Geben Sie die Bachblüten-Tropfen auf die Zunge und behalten Sie sie mindestens eine Minuten lang im Mund, bevor Sie sie hinunterschlucken. Bachblüten erhalten Sie in Apotheken, die auf Naturheilmittel spezialisiert sind.

Vokalvibrationen

Die Vokalvibration ist eine Technik aus der Atemtherapie. Jeder Vokal besitzt eine Schwingung, die in unterschiedliche Körperbereiche hineinschwingt. Dunkle Vokale wie »U« oder »O« schwingen weit in den Bauch- und Beckenraum hinein, helle Vokale wie »I« sind vor allem im Kopf spürbar. Durch Experimentieren können Sie schnell erfahren, wie sich die einzelnen Vokale auswirken. Bis auf das Kronenchakra gibt es für jedes Chakra einen Vokal. Das Schwingungsmuster des Vokals regt das jeweilige Chakra ganz gezielt an.

Anwendung:

- Wenn Sie einen bestimmten Vokal einige Minuten lang singen und sich dabei auf das entsprechende Chakra konzentrieren, werden Sie spüren, wie dieser Bereich belebt und aktiviert wird. Sie brauchen nicht wirklich zu singen; schließen Sie die Augen, atmen Sie durch die Nase ein und atmen Sie langsam durch den Mund aus, wobei Sie dann den Vokal Ihrer Wahl erklingen lassen.
- Sie müssen den Vokal nicht laut ertönen lassen. Singen Sie ihn in leiser oder mittlerer Lautstärke, lassen Sie ihn möglichst lang erklingen, und bleiben Sie dabei ganz entspannt. Es dauert zwei bis drei Minuten, bis sich die Wirkung der Vibrationen in Körper und Seele entfaltet.

Affirmationen

Affirmationen sind bejahende Kraftsätze, die in verschiedenen Schulen des Positiven Denkens angewendet werden. Sie nützen die Macht der Worte, um positive Veränderungen in Körper, Geist und Seele zu bewirken. Durch den bewussten Einsatz von Worten kann das Unterbewusstsein gezielt programmiert werden. Affirmationen gehören zu den hypnotischen Techniken. Durch die mehrmalige, monotone Wiederholung kurzer Sätze wird ein tranceähnlicher Zustand erzeugt. In diesem tief entspannten Zustand beeinflussen die positiven Inhalte der Sätze unser Unterbewusstsein: Sie pflanzen sich im Bewusstsein fort und fördern unser Denken und steigern schließlich auch unser Lebensgefühl. Indem Sie bestimmte Kraftgedanken sprechen wenden Sie eine Autosuggestion an – Sie beeinflussen sich selbst.

Anwendung:

- Affirmationen sollten immer positiv formuliert sein – sagen Sie also nicht »Ich habe keine Angst«, sondern »Ich bin voller Vertrauen«.
- Die Sätze sollten kurz, einfach und prägnant sein.
- Wiederholen Sie Affirmationen möglichst häufig – mindestens zehnmal hintereinander, besser jedoch öfter.
- Sprechen Sie die Worte langsam und etwas lang gezogen aus; es darf ruhig etwas monoton klingen. Das Unterbewusstsein kann den Inhalt der Worte dadurch besonders leicht aufnehmen.
- Am wirkungsvollsten sind Affirmationen, wenn Sie sie kurz vor dem Einschlafen im Bett flüstern oder in Gedan-

ken wiederholen; auch morgens nach dem Aufwachen, aber noch vor dem Aufstehen, ist eine günstige Zeit.

- Prinzipiell können Sie Affirmationen jederzeit anwenden, sofern Sie die Gelegenheit haben, sich zu entspannen und die Augen zu schließen.

Die Chakra-Energiemassage

Die Chakra-Energiemassage ist eine spirituell orientierte Massageform. Sie trägt wirkungsvoll dazu bei, die Funktion der Chakras zu verbessern und die körperliche und seelische Harmonie wiederherzustellen. Die Bezeichnung Chakra-Energiemassage ist womöglich etwas irreführend, da unter Massage meist manuelle Techniken wie Kneten, Klopfen usw. verstanden werden, die jedoch bei der Chakra-Energiemassage nicht eingesetzt werden. Sie ist im Gegensatz zur herkömmlichen Massage sehr sanft, wobei die Heilkraft der Hände dabei die zentrale Rolle spielt.

Die Chakra-Energiemassage eignet sich sehr gut für die Selbstbehandlung, kann aber auch bei einem Partner angewendet werden. Die Chakra-Energiemassage ist eine Form des Heilens, die durch Handauflegen geschieht und die bereits in vielen alten Kulturen bekannt war.

Anwendung:

- Bei der Chakra-Energiemassage liegen Sie auf dem Rücken und legen Ihre Hände sanft auf die Chakras. Halten Sie die Finger dabei locker zusammen.

- Legen Sie die linke Handfläche auf das Chakra Ihrer Wahl: Die linke Hand steht mit der rechten Gehirnhälfte und damit mit dem bildhaften Vorstellungsvermögen in Wechselbeziehung. Die rechte Hand wird entspannt auf den linken Handrücken gelegt.
- Über die Handchakras übertragen Sie Energie auf das behandelte Chakra.
- Sie können diese Wirkung verstärken, indem Sie die Atmung etwas vertiefen und gleichzeitig bestimmte Farben visualisieren, die den Chakra-Schwingungen entsprechen.

Das Wurzelchakra und die Gesundheit

Das Wurzelchakra liegt am untersten Ende der Wirbelsäule im Dammbereich. Seine Energie wirkt sich vom Beckenboden aus auf den gesamten Beckenbereich und insbesondere auf den Dickdarm aus. Das erste Chakra steht auch mit dem Skelett, dem Knochenbau und mit dem Unterkörper, den Beinen und Füßen in Verbindung.

Ein starkes Wurzelchakra zeigt sich auf körperlicher Ebene durch einen guten Zustand der festen Strukturen – durch stabile Knochen, Zähne und Nägel. Eine problemlose Ausscheidung der Nahrung sowie eine optimale Dickdarmfunktion weisen ebenfalls auf ein gut entwickeltes Wurzelchakra hin.

Über das Wurzelchakra ist der Mensch mit der Erde verbunden und steht mit beiden Füßen auf dem Boden.

Die Energie des Wurzelchakras schützt den Ischiasnerv, der auch als Lebensnerv bezeichnet wird, und sie wirkt sich nicht zuletzt auf die Blutqualität aus.

Auf der hormonellen Ebene beeinflusst das Wurzelchakra die Aktivität der Nebennieren. Der Energiefluss in diesem Chakra wirkt sich auf die körpereigene Kortisonbildung, auf die Adrenalin- und Noradrenalinproduktion sowie die Anfälligkeit für Allergien aus. Die Hormone, die in den Nebennieren produziert werden, sind für die Aufrechterhaltung der Lebensfunktionen und für die Stressbewältigung von großer Bedeutung. Über die Hormonproduktion hat das Wurzelchakra also auch indirekt Einfluss auf die ursprünglichen Überlebensmechanismen und auf die Fähigkeit des Körpers, Stress abzubauen. Das verweist wiederum auf die zentralen Themen des Wurzelchakras – Urvertrauen und Überleben.

Gesundheitsprobleme bei Blockaden des Wurzelchakras:

- Darmerkrankungen
- Hämorrhoiden
- Verstopfung, Durchfall
- Kreuzschmerzen im Bereich des Steißbeins
- Hexenschuss
- Ischiasprobleme
- Knochenerkrankungen
- Osteoporose (Knochenschwund)

- Schmerzen in Beinen und Füßen
- Krampfadern, Venenleiden
- Blutarmut, Blutdruckschwankungen
- Stressbedingte Erkrankungen
- Allergien

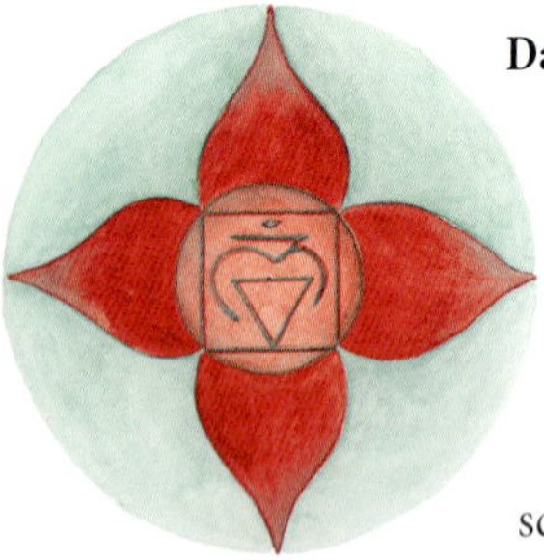

Das Wurzelchakra-Programm

Die folgenden Methoden harmonisieren das erste Chakra und regen den Energiefluss in diesem Bewusstseinszentrum sanft an. Ihr Wurzelchakra verbindet Sie mit der Kraft der Erde. Wenn Sie schnell aus der Haut fahren oder zu sehr in Ihren Gedanken feststecken, sollten Sie sich wieder auf die Energien in Ihrer Basis konzentrieren. Über das Wurzelchakra können Sie sehr viel Lebensenergie tanken, mehr Vertrauen in das Leben gewinnen und sich mit den Kräften der Natur verbinden. Wenn Sie mit Ihrem ersten Chakra arbeiten, wird sich allmählich Ihr Körperbewusstsein verbessern, und Sie werden sich in Ihrem Körper zunehmend wohler fühlen.

Test: Wann das Wurzelchakra harmonisieren?

Sie sollten die Energien des Wurzelchakras anregen, …

- … wenn Sie zu wenig Vertrauen ins Leben haben,
- … wenn Sie sich in Ihrem Körper nicht geborgen fühlen,

- … wenn Sie an Zukunftsängsten oder auch Existenzängsten leiden,
- … wenn Sie leicht den Boden unter den Füßen verlieren,
- … wenn Schwierigkeiten Sie schnell umwerfen,
- … wenn Sie sich oft erschöpft und schwach, müde und energielos fühlen,
- … wenn Sie sich zu wenig bewegen,
- … wenn Sie leicht frieren und oft kalte Hände und Füße haben,
- … wenn Ihre Verdauung schlecht funktioniert und/oder
- … wenn Sie an Darmproblemen leiden,
- … wenn Sie zu Kreuzschmerzen, Ischiasproblemen oder Hexenschuss neigen.

Sanfte Heilanwendungen für das Wurzelchakra

Die folgenden Methoden harmonisieren das Wurzelchakra. Am besten ist es, möglichst viele der Anwendungen miteinander zu kombinieren, doch natürlich können Sie auch einzelne Mittel nutzen. Die besten Erfolge erzielen Sie, wenn Sie eine Kur für Ihr Wurzelchakra durchführen. Dazu sollten Sie eine Woche lang täglich alle genannten Anwendungen durchführen.

Aromatherapie

Einige ätherische Öle regen das Wurzelchakra gezielt an und helfen, es zu harmonisieren. Dazu gehören vor allem *Nelke*, *Rosmarin*, *Zypresse* und *Zeder*.

Wählen Sie daraus intuitiv das ätherische Öl aus, das Sie am meisten anspricht.

- Träufeln Sie über den Tag verteilt immer wieder einmal einige Tropfen dieses Aroma-Öls in eine Duftlampe. Lassen Sie das ätherische Öl in Ihren Wohn- oder Arbeitsräumen verdampfen. Wenn Sie unterwegs sind, können Sie auch einige Tropfen davon auf ein Taschentuch träufeln und regelmäßig daran schnuppern.
- Rosmarin eignet sich besonders gut für Bäder. Für ein warmes Vollbad vermischen Sie 8 bis 10 Tropfen ätherisches Rosmarinöl mit 100 g Sahne. Geben Sie das Öl-Sahne-Gemisch erst kurz vor dem Baden ins Badewasser. Gönnen Sie sich zweimal in der Woche ein Rosmarinbad.
- Für eine Chakra-Duftmassage empfiehlt sich eine Mischung aus Zypresse und Nelke. Verwenden Sie Jojoba- oder Sesamöl als Basisöl. Auf 1 EL Basisöl geben Sie je 2 Tropfen Zypresse und Nelke. Vermischen Sie das Ganze gründlich. Verteilen Sie die Mischung in Ihren Handflächen und massieren Sie den unteren Rücken und den Po mit kreisenden und streichenden Bewegungen, bis das Öl ganz in die Haut eingezogen ist.

Pflanzenheilkunde

Baldrian, *Lindenblüten* und *Holunder* sind die Heilpflanzen, mit denen sich die Aktivität des Wurzelchakras am besten über den Organismus anregen lässt. Holunder-

und Lindenblüten stimulieren außerdem die Wärmeprozesse im Körper.

- Trinken Sie zweimal täglich entweder eine große Tasse Holunder- oder Lindenblütentee. Übergießen Sie 1 EL der getrockneten Blüten mit 250 ml kochendem Wasser, lassen Sie das Ganze 7 Minuten zugedeckt ziehen und seihen Sie den Aufguss dann ab.
- Auch Baldrianwein gleicht die Energien im Wurzelchakra sehr gut aus und löst Blockaden. Lassen Sie 3 EL getrocknete und zerkleinerte Baldrianwurzeln mindestens 10 Tage lang in 1 l Rotwein ziehen. Filtern Sie den Baldrianwein anschließend und nehmen Sie dreimal täglich vor den Mahlzeiten 2 EL davon ein.

Edelstein-Therapie

Rubin, *Hämatit* und *Granat* sind die besten Heilsteine, um das Wurzelchakra zu harmonisieren. Wählen Sie intuitiv einen dieser Steine aus.

- Tragen Sie den Stein Ihrer Wahl an einer Goldkette, oder nehmen Sie ihn als Handschmeichler mehrmals täglich für längere Zeit in die Hand.
- Vor allem der Rubin eignet sich zur direkten Chakra-Therapie: Legen Sie sich entspannt auf den Bauch. Legen Sie den Rubin auf Ihren unteren Rückenbereich, am besten direkt auf die Haut. Schließen Sie die Augen und

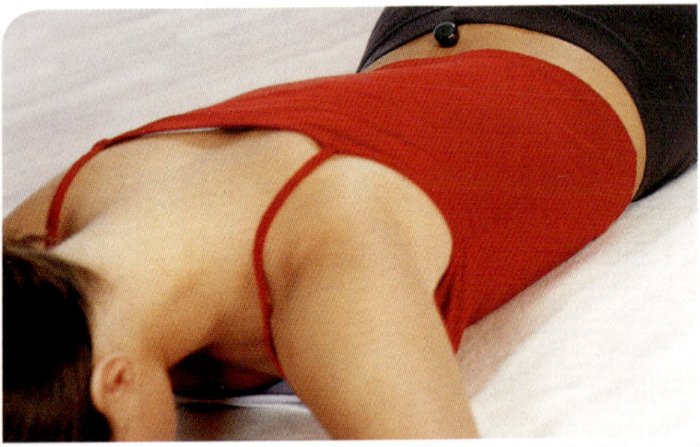

Bei der Edelstein-Therapie zur Stärkung Ihres Wurzelchakras legen Sie den Heilstein auf Ihrer unteren Rückenpartie direkt auf die Haut.

nehmen Sie innerlich Kontakt zu Ihrem Wurzelchakra auf; spüren Sie die Wirkung des Rubins auf das Chakra.

Bachblüten-Therapie

Clematis (Waldrebe), *Sweet Chestnut* (Edelkastanie) und *Rock Rose* (Gemeines Sonnenröschen) harmonisieren die seelischen Bereiche, die vom Wurzelchakra beeinflusst werden. Für die Chakra-Therapie kombinieren Sie am besten jeweils zwei der oben angegebenen Bachblüten.

- Nehmen Sie die Bachblüten dreimal täglich vor den Hauptmahlzeiten ein. Träufeln Sie dazu je 3 Tropfen der von Ihnen gewählten Mischung (also insgesamt 6 Tropfen) auf die Zunge; behalten Sie sie einige Zeit im Mund, bevor Sie sie hinunterschlucken.

Vokalvibration

Der Vokal »U« regt das Wurzelchakra an. Führen Sie zweimal täglich eine Vokalvibration mit dem Vokal »U« durch.

- Setzen Sie sich dazu entspannt und aufrecht hin und schließen Sie die Augen. Atmen Sie durch die Nase ein und lassen Sie mit dem Ausatmen ein lang gezogenes »U« ertönen.
- Führen Sie die Übung einige Minuten lang durch; spüren Sie den Vibrationen bis zum Beckenboden nach.

Affirmationen

Wählen Sie eine der folgenden Affirmationen und wiederholen Sie diese nach dem Aufwachen und kurz vor dem Einschlafen. Sprechen Sie die Affirmation innerlich langsam und entspannt oder flüstern Sie sie. Wiederholen Sie den Satz zehnmal.

- *»Ich vertraue der Kraft des Lebens.«*
- *»Ich fühle mich in meinem Körper wohl und geborgen.«*
- *»Ich lasse mich von der Erde tragen und öffne mich für die Kräfte der Natur.«*

Chakra-Energiemassage

Führen Sie einmal am Tag eine Chakra-Energiemassage für das Wurzelchakra durch, möglichst jedoch nicht am späten Abend.

- Legen Sie sich dazu entspannt auf den Rücken und schließen Sie die Augen. Um die Energie in den Handchakras anzuregen, reiben Sie die Handflächen zunächst einige Male kreisförmig sanft aneinander.
- Legen Sie die Hände nun auf den Unterleib, und zwar rechts und links in die Leistengegend. Die Daumen liegen in Höhe des Schambeins, die restlichen Finger weisen nach unten.
- Stellen Sie sich beim Einatmen vor, wie Sie Prana, Lebensenergie, durch die Atmung aufnehmen. Atmen Sie dann möglichst langsam aus. Während der tiefen Ausatmung lassen Sie die Energie in Ihr Wurzelchakra fließen. Stellen Sie sich dabei vor, dass ein roter Lichtstrom aus Ihren Händen in Ihren Unterleib fließt.
- Führen Sie insgesamt sieben tiefe und langsame Atemzüge aus. Stellen Sie sich bei jedem Ausatmen immer wieder vor, wie rote, warme Strahlen aus Ihren Händen in Ihren ganzen Unterleib strömen.
- Nach sieben Atemzügen legen Sie die Hände wieder auf den Boden. Spüren Sie nach, was sich verändert hat, ob sich etwa Ihr Beckenboden wärmer und belebter anfühlt.

So aktivieren Sie Ihr Wurzelchakra im Alltag

- Bewegen Sie sich regelmäßig. Werden Sie körperlich aktiv, suchen Sie sich eine Sportart, die Ihnen Spaß macht. Kleine Bewegungseinheiten genügen – Leistungssport sollten Sie vermeiden.

- Gönnen Sie sich täglich eine kurze Fußmassage. Kneten Sie die Fußsohlen kräftig durch, bis sie ganz warm sind. So aktivieren Sie die Fußchakras, die Fußreflexzonen und damit indirekt auch das Wurzelchakra.
- Gehen Sie so oft wie möglich an die frische Luft. Unternehmen Sie lange Spaziergänge und Wanderungen; gehen Sie dabei, wenn möglich, öfter einmal barfuß.
- Führen Sie morgens kalte Waden- und Schenkelgüsse durch. Führen Sie dazu langsam einen kalten Wasserstrahl von den Füßen bis zu den Oberschenkeln aufwärts und wieder zurück.
- Nehmen Sie Kontakt zur Erde auf. Gehen Sie in die Natur, suchen Sie unberührte Plätze auf, meditieren Sie unter einem Baum, oder arbeiten Sie öfters im Garten.
- Tragen Sie rote Kleidungsstücke oder verwenden Sie rote Stoffe in Ihrer Wohnung. Stellen Sie rote Blumen in eine Vase.
- Hören Sie rhythmische Musik – z. B. afrikanische Lieder – oder nehmen Sie an einem Trommelkurs teil.
- Genießen Sie bewusst den Sonnenuntergang.
- Führen Sie Übungen für das Wurzelchakra vor allem in der Vollmondphase durch.

Das Sakralchakra und die Gesundheit

Der Sitz des Sakralchakras befindet sich einige Fingerbreit unterhalb des Nabels. Dieses Chakra wird oft als Geschlechtszentrum oder Sexualchakra bezeichnet, da es vor allem die Funktion der Keimdrüsen und Geschlechtsorgane steuert. Seine Energie durchstrahlt den gesamten Beckenraum und beeinflusst somit alle Beckenorgane, vor allem aber Nieren, Blase und Gebärmutter. Auch die Hüften und die Lendenwirbelsäule liegen im direkten Einflussbereich des zweiten Chakras.

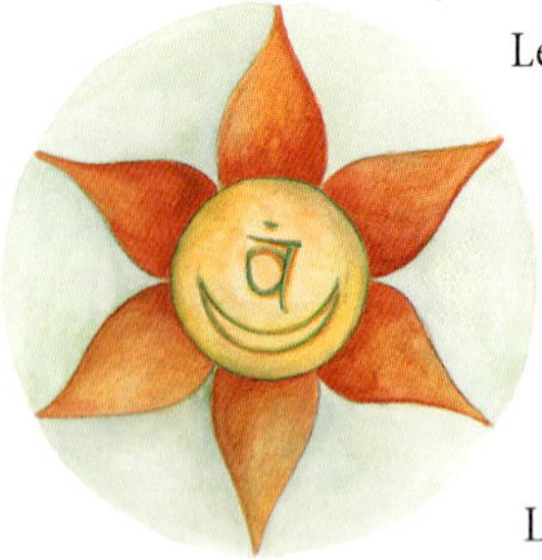

Das Sakralchakra ist dem Wasserelement zugeordnet und wirkt sich auf die Körperflüssigkeiten, auf Blutstrom, Lymphfluss, Harnwege und Samenflüssigkeit aus. Beschwerden in diesem Bereich verweisen oft darauf, dass die Betroffenen nicht mehr im Fluss sind und in ihrem Leben in irgendeiner Weise feststecken.

Ein gut entwickeltes zweites Chakra schützt Hoden und Prostata bzw. die Eierstöcke und die Gebärmutter vor Erkrankungen. Potenzstörungen, Menstruationsbeschwerden, Nieren- oder Blasenprobleme treten bei Menschen, deren Sakralchakra sich frei entfalten kann, nicht so leicht auf. Bei ihnen funktioniert auch die Entgiftung über die Harnwege und damit die Reinigung des Körpers optimal.

Auf hormoneller Ebene ist das Sakralchakra mit den Keimdrüsen, also mit der Produktion der Keimzellen und Geschlechtshormone, verbunden. Unter seinem Einfluss stehen daher auch Potenz, Zeugungskraft, Fruchtbarkeit, Orgasmus- und Fortpflanzungsfähigkeit. Nach östlicher Auffassung sind die sexuellen Energien für die gesamte Gesundheit und die Vitalität von großer Bedeutung.

Die Produktion der Geschlechtshormone hat starke Auswirkungen auf die Gefühle und Stimmungen. Starke Stimmungsschwankungen können ein Zeichen von Störungen im Sakralchakra sein. Die reibungslose Funktion der Keimdrüsen sichert zudem ein starkes, abwehrbereites Immunsystem.

Gesundheitsprobleme bei Blockaden des Sakralchakras:

- Menstruationsbeschwerden
- Erkrankungen der Gebärmutter und des Gebärmutterhalses
- Eierstock- oder Eileiterentzündungen
- Zysten
- Prostataerkrankungen
- Potenzstörungen, Impotenz
- Hodenerkrankungen
- Pilzerkrankungen im Bereich der Geschlechtsorgane
- Geschlechtskrankheiten
- Nierenerkrankungen, Nierensteine
- Blasenprobleme, Blasenschwäche und Harnwegsinfektionen
- Rückenschmerzen im Bereich der Lendenwirbelsäule

- Hüftschmerzen
- Hautkrankheiten aufgrund mangelnder Entgiftung

Das Sakralchakra-Programm

Sie können Ihr Sakralchakra auf sanfte Weise anregen, wenn Sie die im Folgenden aufgezählten Verfahren anwenden. Ein harmonisches zweites Chakra schenkt Ihnen Vitalität und Lebensfreude: Es verbindet Sie mit Ihren sinnlichen und sexuellen Energien und lässt Sie Ihre Kreativität entfalten.

Ein spirituelles Leben steht der Lebensfreude nicht im Weg. Im Gegenteil: Indem Sie Ihr Dasein bewusst feiern und Ihre Umwelt mit allen Sinnen genießen, nehmen Sie das Geschenk des Lebens dankbar an. So schaffen Sie die besten Voraussetzungen für inneres Wachstum.

Test: Wann sollten Sie Ihr Sakralchakra harmonisieren?

Es ist natürlich immer sinnvoll, sein Sakralchakra zu pflegen. Bei einem geschwächten oder blockierten Sakralchakra ist dies jedoch besonders wichtig. So wird es höchste Zeit, Ihr inneres Gleichgewicht durch die Harmonisierung des Sakralchakras wiederherzustellen, …

- … wenn es Ihnen an Lebensfreude mangelt,
- … wenn Sie sich sexuell unbefriedigt fühlen oder wenn Sie verstärkt unter sexuellen Problemen leiden,

- … wenn Sie Ihr Leben nicht richtig genießen können und es Ihnen schwer fällt, ein Auge für die Schönheit und die Poesie des Lebens zu entwickeln,
- … wenn Sie sehr streng mit sich umgehen und Sie Leistung und Disziplin viel Bedeutung beimessen,
- … wenn es Ihnen schwer fällt, kreativ zu sein,
- … wenn Sie zu Eifersucht neigen oder wenn Sie häufig Schuldgefühle entwickeln,
- … wenn Sie anfällig für Schmerzen im unteren Rücken sind,
- … wenn Sie zu Potenzstörungen oder sexueller Lustlosigkeit neigen,
- … wenn Sie häufig an Unterleibsbeschwerden wie Blasen-, Nieren-, Prostataerkrankungen oder Menstruationsbeschwerden leiden,
- … wenn Sie manchmal zu stark von Ihren Trieben gesteuert werden.

Sanfte Heilanwendungen für das Sakralchakra

Sie können die im Folgenden vorgestellten Anwendungen miteinander kombinieren oder nur einzelne Methoden auswählen, um die Energien Ihres Sakralchakras zu harmonisieren. Bei chronischen körperlichen Beschwerden oder bei seelischen Problemen, die mit Störungen im Sakralchakra in Verbindung gebracht werden können, ist es hilfreich, eine einwöchige Kur für das Sakralchakra durchzuführen. Setzen Sie in dieser Zeit möglichst alle erwähnten Anwendungen ein.

Aromatherapie

Die ätherischen Öle, die sich zur Harmonisierung des zweiten Chakras am besten eignen, sind *Bitterorange, Pfeffer, Myrrhe, Sandelholz* und *Vanille*.

Wählen Sie intuitiv das ätherische Öl aus, das Sie am meisten anspricht. Beachten Sie dabei jedoch, dass Pfefferöl sehr stark anregend ist. Gerade am Abend, kurz vor dem Einschlafen, sollten Sie dieses Öl besser nicht mehr einsetzen.

- Träufeln Sie über den Tag verteilt immer wieder einige Tropfen Ihres Lieblingsöls in eine Duftlampe und aromatisieren Sie so die Räume, in denen Sie sich häufig aufhalten. Sie können auch einige Tropfen Aroma-Öl auf ein Taschentuch geben und regelmäßig daran schnuppern.
- Um die Sinnlichkeit und damit das Sakralchakra anzuregen, eignet sich ein warmes Vollbad besonders gut. Geben Sie 5 Tropfen Vanille und 3 Tropfen Sandelholz in eine Tasse mit 100 g Sahne und mischen Sie das Ganze. Sobald die Badewanne vollgelaufen ist, geben Sie die Mischung dazu. Wichtig: Nehmen Sie in einer Woche nur zwei bis höchstens drei dieser anregenden Aromabäder.
- Sie können die Energien Ihres Sakralchakras auch durch eine Chakra-Duftmassage ausgleichen. Vermischen Sie dazu 1 EL Avocado- oder Jojobaöl, das Sie als Basisöl verwenden, mit je 2 Tropfen Bitterorange und Myrrhe.

Geben Sie die Mischung in Ihre Handflächen und massieren Sie den Bereich unterhalb des Nabels mit sanften Kreisbewegungen. Reiben Sie Ihren Unterbauch so lange ein, bis das Öl ganz in die Haut eingezogen ist.

Pflanzenheilkunde

Brennessel, Schafgarbe und *Petersilie* sind die besten Heilpflanzen, um das Sakralchakra anzuregen. Brennnessel unterstützt die Funktion der Harnwege und hilft gegen starke Monatsblutungen und Blasenschwäche.

- Überbrühen Sie 1 EL Brennnesselkraut mit 250 ml kochendem Wasser. Lassen Sie den Brennesseltee 10 Minuten lang ziehen und seihen Sie ihn anschließend ab. Trinken Sie täglich 2 bis 3 Tassen.
- Schafgarbentee hat dieselbe Wirkung. Übergießen Sie knapp 1 EL Schafgarbenkraut mit 1 Tasse kochendem Wasser, lassen Sie den Tee 6 Minuten lang ziehen und seihen Sie ihn dann durch ein Sieb ab.
- Petersilie wirkt ebenfalls sehr positiv auf den Einflussbereich des zweiten Chakras. Entweder Petersilie frisch verzehren oder Petersiliensaft aus der Apotheke und dem Reformhaus trinken.

Warnhinweis: In der Schwangerschaft sollten Sie auf die Einnahme von Petersilie unbedingt verzichten, da das enthaltene Apiol zu Frühgeburten führen kann.

Edelstein-Therapie

Hyazinth, Goldtopas, Aventurin, Koralle und *Feueropal* sind die wirkungsvollsten Heilsteine, wenn es darum geht, das Sakralchakra auszugleichen. Um den richtigen Stein zu finden, hören Sie bei der Auswahl auf Ihre innere Stimme.

Tragen Sie den Stein mindestens eine Woche lang an einer Goldkette am Körper.
Die Heilenergie des Goldtopas und des Feueropals überträgt sich besonders intensiv über die Handchakras. Benutzen Sie sie daher als Handschmeichler.
Für die direkte Chakra-Therapie eignen sich Hyazinth, Koralle und Aventurin: Um das Sakralchakra zu harmonisieren, legen Sie sich auf den Rücken und den Stein Ihrer Wahl drei Fingerbreit unterhalb Ihres Bauchnabels direkt auf den Unterbauch. Schließen Sie die Augen und konzentrieren Sie sich auf Ihr Sakralchakra. Spüren sie, wie der Stein Ihr Sakralchakra stärkt und mit neuer Energie versorgt.

Bachblüten-Therapie

Oak (Eiche), *Olive* (Olive) und, *Pine* (Kiefer) sind die besten Bachblüten für das Sakralchakra. Innerhalb der Chakra-Therapie ist es am effektivsten, wenn Sie jeweils zwei der aufgeführten Bachblüten miteinander kombinieren.

- Nehmen Sie die Bachblüten dreimal täglich vor den Hauptmahlzeiten ein. Träufeln Sie dazu je 3 Tropfen der Mischung (also insgesamt 6 Tropfen) auf die Zunge und behalten Sie sie einige Zeit im Mund, bevor Sie sie schlucken.

Vokalvibration

Der Vokal »O« (ein langes, geschlossenes »O« wie im Wort »Boot«) regt das Sakralchakra sanft an. Machen Sie die Vokalvibration möglichst zweimal täglich.

- Sitzen Sie aufrecht und schließen Sie die Augen. Atmen Sie durch die Nase ein und lassen Sie mit dem Ausatmen ein lang gezogenes »O« ertönen. Führen Sie die Übung einige Minuten lang durch und achten Sie speziell darauf, ob Sie spüren können, wie sich die Vibrationen in Ihrem Unterbauch ausbreiten.

Affirmationen

Wählen Sie eine der folgenden Affirmationen aus und wiederholen Sie diese nach dem Aufwachen und kurz vor dem Einschlafen. Sprechen Sie die Affirmation innerlich langsam und entspannt oder flüstern Sie sie. Wiederholen Sie den Satz mindestens zehnmal.

- *»Ich genieße mein Leben mit all meinen Sinnen.«*
- *»Ich lasse meiner Kreativität und meiner Lebensfreude freien Lauf.«*
- *»Ich nehme meinen Körper und meine Sinnlichkeit liebevoll an.«*

Chakra-Energiemassage

Führen Sie möglichst einmal täglich eine Chakra-Energiemassage für das Sakralchakra durch.

- Legen Sie sich entspannt auf den Rücken, schließen Sie die Augen und reiben Sie die Handflächen einige Male kreisförmig sanft aneinander, um hierdurch die Handchakras zu aktivieren.
- Legen Sie Ihre linke Handfläche unterhalb des Nabels auf die Bauchmitte, die rechte Hand legen Sie entspannt auf die linke. Atmen Sie bewusst und langsam in den Bauch hinein, so dass Ihre Hände sich heben und senken. Stellen Sie sich vor, dass Sie beim Einatmen Lebensenergie aufnehmen und sie beim Ausatmen in Ihr Sakralchakra strömen lassen.
- Stellen Sie sich gleichzeitig einen orangefarbenen Energiestrahl vor, der mit jedem Ausatmen aus Ihren Handflächen in den Bauch strömt. Visualisieren Sie eine orangene Energiekugel, die mit jedem Atemzug größer wird und schließlich Ihren ganzen Unterbauch innerlich durchstrahlt.
- Führen Sie diese Imagination insgesamt sieben Atemzüge lang aus.
- Legen Sie die Hände dann wieder auf den Boden und spüren Sie der Wärme und dem Wohlgefühl in Ihrem Unterleib eine Zeit lang nach.

So aktivieren Sie Ihr Sakralchakra im Alltag

- Nehmen Sie Kontakt zu dem Element Wasser auf: Genießen Sie Bäder, gehen Sie zum Schwimmen oder am Meer oder an einem See spazieren.
- Sorgen Sie dafür, dass Sie genug Flüssigkeit aufnehmen. Trinken Sie täglich mindestens zwei bis drei Liter Flüssigkeit, am besten in Form von Mineralwasser, Säften und Kräutertees.
- Entfalten Sie Ihre Kreativität: Töpfern, malen oder kochen Sie.
- Bringen Sie die Farbe Orange in Ihr Leben. Tragen Sie entsprechende Kleidungsstücke oder Tücher, legen Sie ein orangefarbenes Tischtuch auf den Tisch, stellen Sie orangefarbene Blumen oder eine Schüssel voller Orangen in Sichtweite auf.

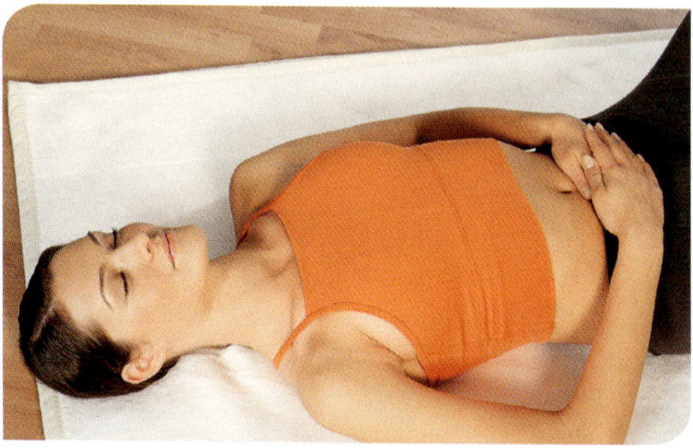

Beim Einatmen nehmen Sie Lebensenergie auf, beim Ausatmen strömt diese in Ihr Sakralchakra.

- Beleben Sie Ihre Sinnlichkeit: Nehmen Sie Aromabäder, cremen Sie sich mit duftenden Lotionen ein, besuchen Sie ein Dampfbad, lassen Sie Sonne, Luft und Wasser an Ihre Haut.
- Gehen Sie zum Tanzen. Vor allem Bauchtanz, aber auch Paartänze wie Tango und Salsa aktivieren das Sakralchakra.
- Nehmen Sie an einem Tantrakurs teil oder lesen Sie ein Buch zu diesem Thema.
- Hören Sie orientalische Musik oder aber klassische Musik von Bach und Vivaldi.
- Nutzen Sie die Zeit des zunehmenden Mondes für abendliche Spaziergänge und Übungen, die das Sakralchakra aktivieren.

Das Nabelchakra und die Gesundheit

Das Nabelchakra wird auch als Solarplexuschakra bezeichnet. Anatomisch ist diese Bezeichnung zutreffender, da das Chakra sich nicht auf Höhe des Nabels, sondern einige Fingerbreit darüber, also im Bereich der Magengrube und damit des Solarplexus befindet.

Das Nabelchakra wirkt sich vor allem auf die Verdauungsorgane aus. Zu seinem Einflussbereich zählen Magen, Gallenblase, Leber, Milz, Dünndarm und die gesamte Bauchhöhle. Das Nabelchakra wird dem Feuerelement zugeordnet, ein Hinweis auf die Bedeutung, die dieses Chakra für die Verdauung hat: Wärmeprozesse, insbesondere der Verdauungsvorgang, werden von der Aktivität des Solarplexuschakras angeregt.

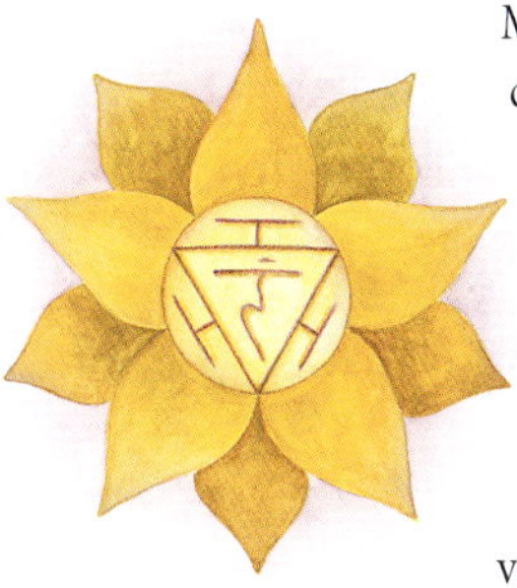

Menschen mit einem gut entwickelten Nabelchakra haben einen gesunden Appetit und verwerten aufgenommene Nahrung optimal. Sie leiden sehr selten an Erkrankungen von Magen, Leber oder Dünndarm. Da das Nabelchakra sich auch auf das vegetative Nervensystem auswirkt, haben sie meist gute Nerven, schlafen gut und sind selten gestresst.

Im seelischen Bereich hängt das Nabelchakra mit den Gefühlen zusammen. In der Psychosomatik weiß man, dass emotionale Probleme sich oft auf die Verdauungsorgane wie Magen oder Darm auswirken; man spricht dann meist von einem nervösen Magen.

Gewichtsprobleme hängen häufig mit seelischen Schwierigkeiten zusammen, die in den Wirkungsbereich des Solarplexuschakras fallen. Bei der Bekämpfung von Übergewicht sowie bei der Therapie von Magersucht sollte daher auch das Nabelchakra harmonisiert werden.

Auf hormoneller Ebene steht das Nabelchakra mit der Bauchspeicheldrüse (Pankreas) in Verbindung. Die Bauchspeicheldrüse liefert Verdauungsenzyme, beeinflusst die Regulierung des Kohlenhydrat-Stoffwechsels, die

Verdauung und Umwandlung der Nahrung und neutralisiert den Magensaft. In Drüsenzellen der Bauchspeicheldrüse (den Langerhansschen Inseln) wird Insulin gebildet, das wichtig für den Zuckerstoffwechsel ist. Erzeugen diese Zellen nicht genügend Insulin, entsteht Diabetes.

Gesundheitsprobleme bei Blockaden des Nabelchakras:
- Magenbeschwerden, Magengeschwüre
- Sodbrennen
- Erkrankungen von Leber, Milz und Gallenblase
- Gelbsucht
- Bauchschmerzen (im Oberbauch)
- Verdauungsstörungen
- Rückenschmerzen im Lendenwirbelsäulenbereich
- Nervenerkrankungen
- Diabetes (Zuckerkrankheit)
- Übergewicht
- Magersucht

Das Nabelchakra-Programm

Ein starkes Nabelchakra verhilft zur Bildung einer starken Persönlichkeit. Wenn Sie die Entwicklung Ihres Nabelchakras fördern, bekommen Sie ein gutes Gefühl für Ihre Fähigkeiten und Möglichkeiten. Dadurch fällt es Ihnen leicht, Ihre wahren Ziele zu erkennen und gleichzeitig die nötige Willenskraft zu entwickeln, um diese Ziele auch zu erreichen.

Das Nabelchakra verbindet Sie mit der Welt Ihrer Gefühle. Es hilft Ihnen, aus dem Bauch heraus zu entscheiden und Ihrer spontanen Eingebung zu vertrauen. Wenn die Energie in Ihrem Nabelchakra frei fließen kann, wird der Einfluss des Feuerelements spürbar: Das Feuer weckt die Begeisterung und vermittelt ein warmes Gefühl, das sich auch auf andere Menschen überträgt.

Test: Wann sollten Sie Ihr Nabelchakra harmonisieren?

Wenn die Energie Ihres Nabelchakras geschwächt oder gehemmt ist, sollten Sie dieses Chakra gezielt harmonisieren und stärken. Unternehmen Sie vor allem dann etwas für Ihr Nabelchakra, …

- … wenn es Ihnen schwer fällt, Ihre Gefühle frei auszudrücken,
- … wenn Sie Schwierigkeiten haben, Ihre Ziele zu erkennen und/oder zu erreichen,
- … wenn Sie sich gegenüber anderen nicht durchsetzen können und/oder Sie schlecht mit Kritik umgehen können,
- … wenn Ihre Gefühle sich immer wieder einmal verselbständigen und Sie dann Dinge tun, die Sie anschließend bereuen,
- … wenn Sie unter Alpträumen, Schlafstörungen oder Ängsten leiden,
- … wenn Sie anfällig für Magenprobleme sind,

- … wenn Ihr Bauch sich oft hart und verkrampft anfühlt,
- … wenn Sie Gewichtsprobleme haben oder/und unter Essstörungen leiden,
- … wenn Sie zu Eifersucht und Aggressionen neigen.

Sanfte Heilanwendungen für das Nabelchakra

Um Ihr Nabelchakra zu harmonisieren, können Sie einzelne Mittel nutzen oder mehrere Anwendungen miteinander kombinieren. Die besten Erfolge erzielen Sie allerdings, wenn Sie eine Woche lang täglich sämtliche angebotenen Verfahren zusammen einsetzen.

Aromatherapie

Lavendel, Kamille, Zitrone und *Anis* eignen sich sehr gut, um das dritte Chakra auf sanfte Weise zu beleben.

- Geben Sie einige Tropfen eines ätherischen Öls in eine Duftlampe, und lassen Sie es in Ihren Wohn- oder Arbeitsräumen verdampfen. Sie können je nach Lust und Bedarf längere Zeit bei einem einzelnen Öl bleiben oder öfter einmal abwechseln.
- Kamillenbäder sind besonders empfehlenswert, um den Energiefluss im Nabelchakra auszugleichen. Für ein warmes Vollbad mischen Sie 10 Tropfen ätherisches Kamillenöl (am besten Römische Kamille) mit 100 g Sahne. Geben Sie die Mischung kurz vor dem Ba-

den ins Badewasser. Nehmen Sie höchstens dreimal in der Woche ein Kamillenbad.

- Für eine Chakra-Duftmassage empfiehlt sich eine Mischung aus Lavendel und Anis. Verwenden Sie Jojoba- oder Sesamöl als Basisöl. Auf 1 EL Basisöl geben Sie je 2 Tropfen Lavendel und Anis und vermischen alles gründlich. Verteilen Sie das Massageöl in Ihren Handflächen und massieren Sie den Bereich oberhalb des Bauchnabels, also die Magengegend, sanft mit diesem Öl ein, bis es in die Haut eingezogen ist; führen Sie dabei kreisförmige Bewegungen aus.

Pflanzenheilkunde

Die besten Heilpflanzen, die die Funktion des dritten Chakras von innen her unterstützen, sind *Fenchel, Kamille* und *Wacholder.*

- Die Heilkraft des Wacholders entfaltet sich auf der Ebene des Nabelchakras am besten, wenn Sie die Beeren in Wein ansetzen. Geben Sie 5 EL getrocknete Wacholderbeeren auf 1 l Rotwein und lassen Sie das Ganze rund 10 Tage ziehen. Filtern Sie den Wacholderwein anschließend ab und trinken Sie zweimal täglich ein kleines Likörglas davon.
- Kamille und Fenchel lassen sich gut als Mischung für einen Tee verwenden. Gießen Sie 2 TL getrocknete Kamillenblüten und 2 TL Fenchel mit 250 ml kochendem

Wasser auf. Lassen Sie den Tee 10 Minuten ziehen, seihen Sie ihn anschließend ab und süßen Sie nach Wunsch mit 1 TL Honig.

Edelstein-Therapie

Citrin, Chrysoberyll, Bernstein, Tigerauge und *gelber Jaspis* sind die wirkungsvollsten Edelsteine, mit denen sich das Nabelchakra harmonisieren lässt.

- Wählen Sie intuitiv einen der oben genannten Steine für sich aus und tragen Sie ihn an einer Goldkette oder als Ring direkt auf der Haut.
- Als Handschmeichler eignen sich besonders Tigerauge und Bernstein. Tigerauge wurde schon bei den alten Griechen als Stein der Lebensfreude verehrt. Bernstein ist das versteinerte Harz von Nadelbäumen. Die Energie dieser beiden Steine wird über die Handchakras optimal aufgenommen – allerdings sollten Sie den Stein Ihrer Wahl dazu mehrmals täglich für längere Zeit in der Hand halten.
- Für die direkte Chakra-Therapie eignet sich der Citrin oder der Chrysoberyll am besten. Legen Sie einen dieser Steine drei Fingerbreit oberhalb des Bauchnabels direkt auf die Haut. Konzentrieren Sie sich auf das Energiefeld Ihres Nabelchakras und spüren Sie nach, ob und wie sich die Kräfte des aufgelegten Heilsteins auf Ihr Nabelchakra auswirken.

Bachblüten-Therapie

Die Bachblüten mit den stärksten Wirkungen im seelischen Einflussbereich des dritten Chakras sind *Impatiens* (Drüsentragendes Springkraut), *Scleranthus* (Einjähriger Knäuel) und *Hornbeam* (Hainbuche). Sie können sich für eines dieser Mittel entscheiden, besser ist es jedoch, eine Kombination aus zwei Bachblüten zu wählen. Erfahrungsgemäß ist die beste Mischung Impatiens/Scleranthus; Sie können aber auch Hornbeam/Scleranthus oder Impatiens/Hornbeam miteinander kombinieren.

- Nehmen Sie die Bachblüten dreimal täglich vor den Hauptmahlzeiten ein. Träufeln Sie dazu je 3 Tropfen (also insgesamt 6 Tropfen) auf die Zunge; lassen Sie die Tropfen einige Zeit im Mund, bevor Sie sie hinunterschlucken.

Vokalvibration

Führen Sie zweimal am Tag eine Vokalvibration mit dem Vokal »O« durch. Das offene »O« wie in »Kork«regt das Nabelchakra am besten an.

- Setzen Sie sich entspannt hin, schließen Sie die Augen und lassen Sie Ihre Gedanken zur Ruhe kommen.
- Atmen Sie durch die Nase ein und lassen Sie mit dem Ausatmen ein lang gezogenes, offenes »O« ertönen.
- Führen Sie die Übung einige Minuten lang durch und beobachten Sie, ob Sie die Vibrationen bis in den oberen Bauchbereich hinein verfolgen können.

Affirmationen

Wählen Sie eine der folgenden Affirmationen aus und wiederholen Sie diese nach dem Aufwachen und kurz vor dem Einschlafen. Sprechen Sie die Affirmation innerlich langsam und entspannt oder flüstern Sie sie. Wiederholen Sie den Kraftsatz mindestens zehnmal.

- *»Ich lasse meinen Gefühlen freien Lauf und vertraue meinen spontanen Entscheidungen.«*
- *»Ich nütze meine persönlichen Kräfte, um die Welt positiv zu verändern.«*
- *»Durch die Macht meines Willens kann ich jedwedes Ziel erreichen.«*

Chakra-Energiemassage

Führen Sie einmal täglich eine kurze Chakra-Energiemassage aus, um Energie in Ihr Nabelchakra zu schicken.

- Legen Sie sich auf den Rücken und schließen Sie die Augen. Reiben Sie die Handflächen einige Male kreisförmig sanft aneinander, um Ihre Handchakras zu sensibilisieren.
- Legen Sie Ihre Hände auf das Nabelzentrum oberhalb des Nabels, und zwar in Magenhöhe. Die linke Handfläche liegt dabei sanft auf dem Oberbauch, die rechte legen Sie entspannt auf den linken Handrücken.
- Atmen Sie einige Male bewusst in den Bauch – lassen Sie den Atem dabei kommen und gehen. Stellen Sie

sich dann für die Dauer von sieben Atemzügen vor, dass Sie beim Einatmen Lebensenergie aufnehmen und diese Energie beim Ausatmen von den Handflächen aus in das dritte Chakra fließen lassen.

- Lassen Sie gleichzeitig innere Bilder entstehen, indem Sie sich vorstellen, wie die Lebensenergie in Form gelber Strahlen aus Ihren Händen in Ihr Nabelchakra strömt. Stellen Sie sich vor, wie dieser Körperbereich allmählich immer mehr von heilender Energie, die Sie sich als gelbe Energiekugel oder Wirbel vorstellen können, durchstrahlt wird.
- Legen Sie die Hände dann wieder entspannt auf den Boden und spüren Sie nach, ob sich der Solarplexusbereich nun lebendiger, wärmer oder entspannter anfühlt.

So aktivieren Sie Ihr Nabelchakra im Alltag

- Halten Sie sich warm. Sorgen Sie vor allem in der kalten Jahreszeit dafür, dass Sie möglichst nie frieren.
- Achten Sie darauf, dass Sie im Alltag in den Bauch und nicht in die Brust atmen. Gewöhnen Sie sich an, etwas länger aus- als einzuatmen.
- Öffnen Sie sich für die Kraft der Sonne: Gönnen Sie sich regelmäßig kurze Sonnenbäder, und laden Sie sich dabei bewusst mit der Energie der Sonne auf.
- Bringen Sie gelbe Farben in Ihr Leben. Kaufen Sie sich einige gelbe Kleidungsstücke, schmücken Sie Ihren Tisch mit einem gelben Tischtuch und/oder gelben

Blumen oder stellen Sie eine große Schale mit goldgelben Zitronen auf.

- Nehmen Sie Kontakt zum Feuerelement auf. Suchen Sie die Nähe zu Kaminen oder Lagerfeuern und zünden Sie zu Hause immer wieder einmal einige Kerzen an.
- Versuchen Sie herauszufinden, was Sie zutiefst begeistert. Geben Sie den Dingen, die Sie zutiefst beglücken, möglichst viel Raum in Ihrem Leben.
- Gefühlsbetonte Musik stärkt das Nabelchakra. Hören Sie sich Musik von Chopin, Schubert oder Brahms an oder gehen Sie in die Oper.
- Lernen Sie, Ihre Gefühle auszudrücken: Beschäftigen Sie sich mit Körpersprache oder nehmen Sie einige Schauspiel- oder Pantomimestunden.
- Führen Sie alle Übungen, die das Nabelchakra stärken, vor allem in der Phase des zunehmenden Mondes durch.

Das Herzchakra und die Gesundheit

Das Herzchakra liegt in der Mitte der Brust auf Höhe des Herzens. Seine Aktivität wirkt sich auf den gesamten Brustkorb aus. Besonders das Herz, das in allen Kulturen die Kraft der Liebe symbolisiert, wird vom Herzchakra beeinflusst. Über das Herz nimmt das Herzchakra auch auf den Blutkreislauf und den Blutdruck Einfluss: Blutdruckstörungen sind daher ein Hinweis auf Störungen der Herzchakra-Energie.

Auch die Lungen hängen mit dem Herzchakra zusammen. Nicht umsonst wird dieses Chakra dem Luftelement zugeordnet, welches seine körperliche Entsprechung im Bereich der Atmung hat. Menschen mit einem starken Herzchakra atmen tief und regelmäßig. Ihr Kreislauf funktioniert bestens, ihr Puls ist gleichmäßig und sie leiden sehr selten an Erkrankungen der Lungen und Bronchien. Da es ihnen leicht fällt, ihr spirituelles Herz zu öffnen, kommt es kaum zu Blockaden, die das anatomische Herz berühren.

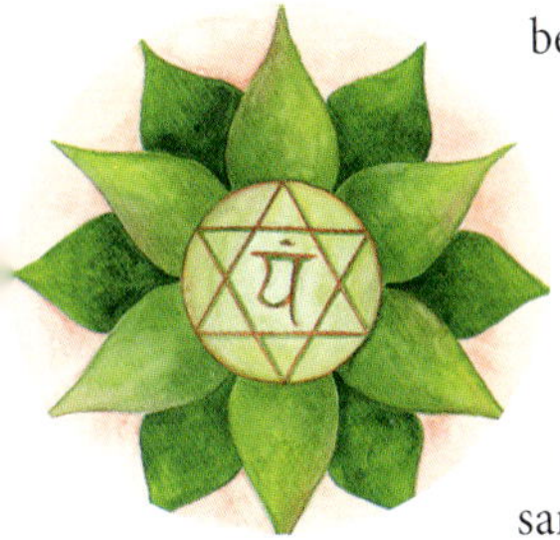

Neben Kreislauf, Herz und Lungen beeinflusst das Herzchakra auch die Arme, Hände sowie Schultern, die Brustwirbelsäule und den oberen Rücken. Das Herzchakra reguliert den Tastsinn – insofern hängt das Herzchakra auch mit der Bereitschaft zusammen, andere Menschen zu berühren und sich von ihnen berühren zu lassen. Hinter vielen Hautproblemen verbirgt sich daher die Schwierigkeit, anderen körperlich nahe zu kommen.

Auf hormoneller Ebene hängt die Herzchakra-Aktivität mit der Thymusdrüse zusammen, die vorwiegend aus lymphatischem Gewebe besteht. In der Thymusdrüse werden Lymphozyten und Antikörper gebildet – ihre Funktion spielt für die Immunabwehr eine große Rolle.

Eine Schwächung des Herzchakras kann daher auch die Anfälligkeit für Erkrankungen, die mit dem Immunsystem zu tun haben, erhöhen. Dazu gehören insbesondere Infektionen, Allergien und Krebserkrankungen.

Gesundheitsprobleme bei Blockaden des Herzchakras:

- Koronare Herzkrankheit
- Angina pectoris, Schmerzen und Engegefühle im Brustbereich
- Herzrhythmusstörungen, Herzklopfen
- Hypertonie (Bluthochdruck)
- Hypotonie (niedriger Blutdruck)
- Erhöhte Cholesterinwerte
- Durchblutungsstörungen
- Lungenerkrankungen, Lungenentzündung
- Asthma, Atembeschwerden
- Erkältungen
- Allergien
- Rückenschmerzen im Bereich der Brustwirbelsäule
- Schulterschmerzen
- Rheumatische Probleme im Bereich der Arme und Hände
- Hauterkrankungen

Das Herzchakra-Programm

Ein gut entwickeltes Herzchakra hilft Ihnen, Brücken zu anderen Menschen zu bauen. Indem Sie Liebe und Mitgefühl für Ihre Mitmenschen entwickeln, gestalten sich Ihre

Beziehungen zunehmend befriedigender und erfüllender. Doch nicht nur das Mitgefühl mit anderen Menschen, sondern auch die Kunst, sich selbst liebevoll anzunehmen und seine eigenen Wünsche und Bedürfnisse zu kennen, werden ebenfalls durch ein starkes Herzchakra kultiviert.

Test: Wann sollten Sie Ihr Herzchakra harmonisieren?

Die Beschäftigung mit den Kräften des Herzchakras lohnt sich immer, denn der Weg zur Freiheit führt ausschließlich und direkt über die Entwicklung des Herzchakras. In einigen Fällen ist es jedoch besonders wichtig, die Energien des vierten Chakras auf sanfte Weise anzuregen, etwa …

- … wenn es Ihnen schwer fällt, sich ganz auf andere Menschen einzulassen,
- … wenn Sie sich einsam und isoliert fühlen,
- … wenn Sie zwischenmenschliche Probleme haben und sich z. B. mit Ihrem Partner oder Ihren Freunden zunehmend schlechter verstehen,
- … wenn Sie mehr Mitgefühl für andere Wesen entwickeln wollen, um inneren Frieden zu erfahren,
- … wenn Sie oft erschöpft sind, nachdem Sie sich mit Freunden oder Bekannten getroffen haben,
- … wenn es Ihnen schwer fällt, sich selbst aus ganzem Herzen anzunehmen,

- … wenn Sie Herz- oder Kreislaufprobleme haben,
- … wenn Sie häufig unter Atembeschwerden, Asthma, Erkältungen oder Hauterkrankungen leiden.

Sanfte Heilanwendungen für das Herzchakra

Es gibt viele sanfte Wege, die Energie Ihres Herzchakras auszugleichen. Im Folgenden finden Sie die wirkungsvollsten Methoden. Wählen Sie davon entweder eine aus oder kombinieren Sie mehrere der Anwendungen miteinander. Bei Problemen, die mit dem Herzchakra zusammenhängen, sollten Sie eine gezielte Kur durchführen, bei der Sie eine ganze Woche lang alle der angegebenen Verfahren zusammen einsetzen.

Aromatherapie

Rose, Jasmin und *Estragon* sind die ätherischen Öle, die das Herzchakra besonders gut anregen. Folgen Sie bei der Auswahl der für Sie richtigen Essenz Ihrer Nase und Ihrer Intuition.

- Träufeln Sie über den Tag verteilt immer wieder einmal einige Tropfen Ihres Lieblingsöls in eine Duftlampe und genießen Sie das Aroma. Sie können auch einige Tropfen in ein Taschentuch geben und regelmäßig daran schnuppern.
- Rosenbäder können die Kräfte des Herzzentrums recht schnell harmonisieren. Mischen Sie 8 Tropfen Rosenöl mit 100 g Sahne. Geben Sie die Mischung erst kurz bevor Sie sich in die Wanne setzen ins Wasser.

- Für eine Chakra-Duftmassage können Sie eine Mischung aus Jasmin und Estragon verwenden. Als Basisöl empfiehlt sich Jojoba- oder Sesamöl. Geben Sie auf 1 EL Basisöl 2 Tropfen Jasmin und 3 Tropfen Estragon. Verteilen Sie die Mischung gleichmäßig in den Handflächen. Massieren Sie dann den ganzen Brustbereich mit kreisenden und streichenden Bewegungen, bis das Öl in die Haut eingezogen ist.

Pflanzenheilkunde

Durch Heilpflanzen können Sie Ihr Herzchakra über den Organismus stärken. *Weißdorn*, *Thymian* und *Melisse* eignen sich hierfür am besten.

- Trinken Sie täglich zwei große Tassen Melissen- oder Weißdorntee. Weißdorn unterstützt die Herz-Kreislaufprozesse und wirkt sich dadurch indirekt auf das Herzchakra aus. Übergießen Sie 1 EL getrockneten Weißdorn mit 250 ml kochendem Wasser, lassen Sie das Ganze 15 Minuten zugedeckt ziehen und seihen Sie den Tee dann durch ein Sieb ab.
- Auch Melisse unterstützt das Herzchakra und lässt sich gut in Form von Tee einnehmen. Dazu 1 EL getrocknete Melissenblätter mit einer großen Tasse kochendem Wasser übergießen und 8 Minuten lang ziehen lassen. Den Tee anschließend durch ein Sieb abseihen.
- Thymian-Honig-Wein ist ein wertvolles Elixier für das Herzchakra. Geben Sie 4 EL getrocknetes Thymian-

kraut in 1 l trockenen Rotwein. Kochen Sie das Ganze kurz auf, geben Sie 4 EL Honig hinzu und füllen Sie es in eine Flasche. Lassen Sie die Mischung 1 Woche lang ziehen. Gießen Sie den Wein anschließend durch ein Sieb und nehmen Sie dreimal täglich je 2 EL davon ein.

Edelstein-Therapie

Smaragd, Chrysopras, Jade und *Rosenquarz* sind die geeignetesten Heilsteine, um das Herzchakra sanft anzuregen und zu harmonisieren.

- Wählen Sie intuitiv einen dieser Steine aus und tragen Sie ihn auf der Haut, wobei Sie eine Goldkette verwenden sollten.

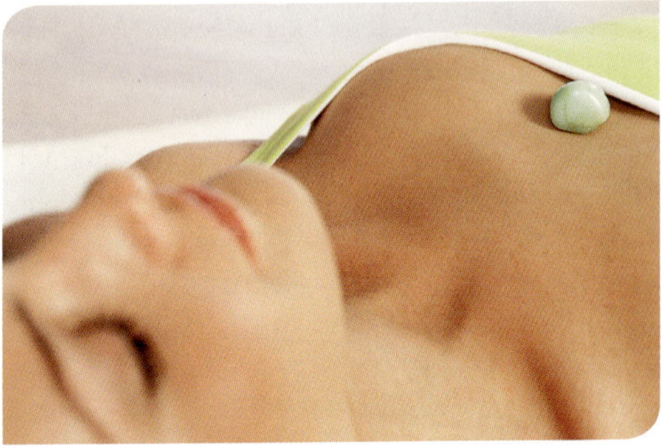

Zur direkten Chakra-Therapie legen Sie den Edelstein auf die Mitte Ihrer Brust und konzentrieren sich auf Ihr Herzchakra.

- Als Handschmeichler eignen sich Smaragd und Rosenquarz am besten, da ihre Energie über die Handchakras sehr gut aufgenommen wird.
- Für die direkte Chakra-Therapie ist Jade die beste Wahl. Bei den Chinesen nannte man Jade früher auch den Stein der Liebe. Legen Sie sich entspannt auf den Rücken und legen Sie den Jadestein auf die Mitte Ihrer Brust. Schließen Sie die Augen, konzentrieren Sie sich auf Ihr Herzchakra und versuchen Sie zu erspüren, wie der Heilstein sich auf das Kraftfeld Ihres Herzchakras auswirkt.

Bachblüten-Therapie

Einige Bachblüten wirken genau in dem seelischen Bereich, der dem Herzchakra zugeordnet ist. Dazu gehören vor allem *Red Chestnut* (Rotblühende Kastanie), *Willow* (Gelbe Weide) und *Chicory* (Wegwarte). Für die Chakra-Therapie ist es sinnvoll, zwei Bachblüten miteinander zu mischen, also entweder Red Chestnut mit Willow, Willow mit Chicory oder aber Red Chestnut mit Chicory.

- Nehmen Sie die Bachblüten dreimal täglich vor den Hauptmahlzeiten ein. Träufeln Sie dazu je 3 Tropfen der Mischung (also insgesamt 6 Tropfen) auf die Zunge; behalten Sie die Bachblüten zunächst eine Zeit lang im Mund, bevor Sie sie hinunterschlucken.

Vokalvibration

Der Vokal »A« regt das vierte Chakra besonders gut an. Führen Sie morgens und abends einige Minuten lang die Vokalvibration mit dem Vokal »A« durch.

- Setzen Sie sich dazu entspannt und aufrecht hin und schließen Sie die Augen, atmen Sie durch die Nase ein und lassen Sie mit jedem Ausatmen ein lang gezogenes »A« ertönen.
- Spüren Sie, wie das »A« im ganzen Brustraum vibriert. Wenn es Ihnen schwer fällt, die Vibrationen zu spüren, legen Sie Ihre Handflächen auf die Brust.

Affirmationen

Wählen Sie eine der folgenden Affirmationen aus und wiederholen Sie diese zehnmal nach dem Aufwachen und vor dem Einschlafen. Sprechen Sie die Affirmation innerlich langsam und entspannt oder flüstern Sie sie.

- *»Ich öffne mein Herz, um Liebe zu geben und zu empfangen.«*
- *»Ich nehme mich selbst – so wie ich bin – liebevoll an.«*
- *»Ich gebe und empfange mit offenem Herzen und verbinde mich so mit allen Wesen.«*

Chakra-Energiemassage

Um das Herzchakra anzuregen, sollten Sie einmal täglich eine Chakra-Energiemassage durchführen.

- Legen Sie sich dazu entspannt auf den Rücken und schließen Sie die Augen. Beleben Sie Ihre Handchakras, indem Sie die Handflächen einige Male sanft kreisförmig aneinander reiben.
- Legen Sie Ihre linke Handfläche dann in Herzhöhe auf die Mitte Ihrer Brust – die Fingerspitzen weisen dabei nach rechts. Die rechte Hand legen Sie dann entspannt auf die linke. Lassen Sie den Atem einige Male entspannt kommen und gehen.
- Vertiefen Sie die Atmung – vor allem das Ausatmen – dann ein wenig. Stellen Sie sich vor, wie Sie beim Einatmen Lebensenergie aufnehmen und sie beim Ausatmen in Ihr Herzzentrum fließen lassen.
- Sie können die Wirkung intensivieren, indem Sie sich die Energie als grünen Strahl vorstellen, der mit jedem Ausatmen von den Händen aus in das Herzchakra strömt.
- Sie können noch weitergehen, indem Sie in Ihrer Vorstellung eine grüne Energiekugel oder einen grünen Energiewirbel in der Mitte der Brust entstehen lassen. Arbeiten Sie dabei jedoch nicht mit dem Willen, sondern lediglich ganz entspannt mit der Vorstellungskraft. Bleiben Sie insgesamt sieben Atemzüge lang bei dieser Imagination.
- Legen Sie Ihre Hände dann wieder auf den Boden und bleiben Sie noch entspannt liegen, um der Wirkung nachzuspüren. Fühlen Sie, ob sich Ihr Brustraum jetzt

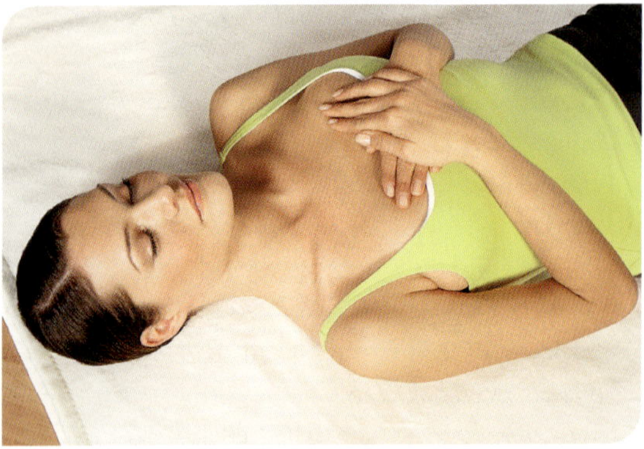

Nehmen Sie sich möglichst einmal am Tag Zeit für eine kurze Herzchakra-Energiemassage.

weiter, freier oder belebter anfühlt und ob sich Ihre Atmung verändert hat.

So aktivieren Sie Ihr Herzchakra im Alltag

- Gehen Sie liebevoll mit sich selbst um. Erfüllen Sie sich Ihre Wünsche, so weit Ihnen das möglich ist. Verwöhnen Sie sich täglich, indem Sie immer ein paar Dinge tun, die Sie wirklich genießen können.
- Nehmen Sie Kontakt zur Schönheit der Natur auf. Gehen Sie so oft wie möglich in Wäldern oder auf Wiesen und Feldern spazieren. Lassen Sie die Farbe Grün auf sich wirken.
- Kümmern Sie sich liebevoll um andere. Versuchen Sie, für alle, die Ihre Hilfe brauchen, ein offenes Ohr zu haben.

- Arbeiten Sie daran, die innere Kraft zu entwickeln, die nötig ist, um möglichst allen Menschen, aber auch Tieren und anderen Lebewesen, die Ihnen begegnen, Mitgefühl entgegenzubringen.
- Tragen Sie grüne Kleidungsstücke und verwenden Sie zu Hause grüne Stoffe und Gegenstände. Stellen Sie Pflanzen in Ihrer Wohnung auf.
- Hören Sie energiegeladene, freudige, eher beschwingte Musik. Viele Werke von Mozart, Haydn oder Bach regen das Herzchakra an.
- Trauen Sie sich, andere Menschen zu berühren und sie zu umarmen.
- Bauen Sie Berührungsängste ab, indem Sie sich massieren lassen oder Massage- oder Shiatsukurse besuchen. Beschäftigen Sie sich mit Techniken, bei denen Heilenergie über die Hände übertragen wird, wie etwa Pranaheilung oder Reiki.
- Neumond- und Vollmondphase sind ideale Zeitpunkte für Herzchakra-Übungen.

Das Halschakra und die Gesundheit

Das Halschakra liegt im Kehlkopfbereich und wird daher auch als Kehlkopf- oder Kehlchakra bezeichnet. Seine Aktivität wirkt sich vorrangig auf den Hals-, Kehlkopf- und Kieferbereich sowie die Luft- und Speiseröhre aus. Das Kehlkopf-Chakra gilt als Zentrum der Sprache und Kommunikation. Es beeinflusst die oberen Lungen, die

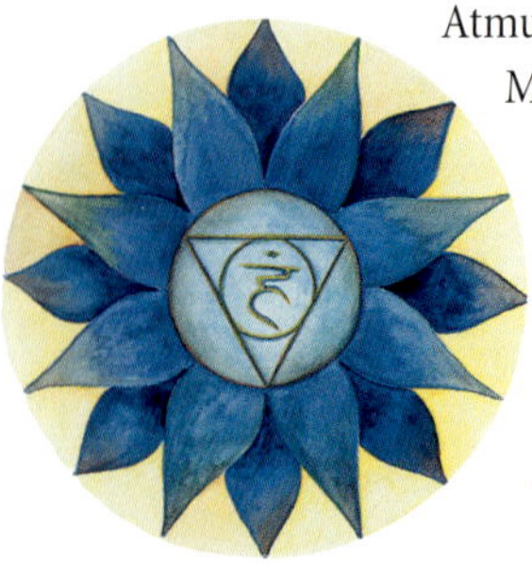

Atmung und vor allem die Stimme. Menschen mit einem gut entwickelten Halschakra erkennt man an einer vollen, wohltönenden Stimme. Sie können frei durchatmen und erkranken höchst selten an Mandel- oder Halsentzündungen.

Neben dem Kehlkopf und den Stimmbändern beeinflusst das Halschakra auch noch den Bereich der Halswirbelsäule, den Nacken- und den oberen Schulterbereich. In geringerem Maße wirkt sich das Halschakra aber auch auf die Ohren aus, die jedoch größtenteils vom Stirnchakra mit Energie versorgt werden.

Störungen in der Funktion des Halschakras führen oft zu Rachenschmerzen, zu Druckgefühlen im Hals oder zu Sprachstörungen. Auch Zahn- oder Kieferprobleme deuten auf ein geschwächtes Kehlkopf-Chakra hin.

Auf hormoneller Ebene steht das Halschakra mit Schilddrüse und Nebenschilddrüse in Verbindung. Eine harmonische Schilddrüsenfunktion ist für das energetische Gleichgewicht des Körpers von großer Bedeutung. Die Schilddrüse bildet einige stoffwechselaktive Jodverbindungen und reguliert den Stoffwechsel- und Energiehaushalt. Aber nicht nur der Umbau von Nährstoffen wie Eiweiß, Kohlenhydrate und Fett in Baustoffe für unseren

Körper, sowie der Wasser- und Mineralstoffhaushalt, sondern auch das Nervensystem wird von der Schilddrüse beeinflusst. Funktionsstörungen der Schilddrüse können einerseits zu Nervosität, andererseits zu Antriebsschwäche führen. Eine der wichtigen Funktionen der Nebenschilddrüse besteht in der Regulierung des Kalziumhaushalts, der für Knochen und Zähne eine große Rolle spielt und auch mit der Heilung von Entzündungen zusammenhängt.

Gesundheitsprobleme bei Blockaden des Halschakras:

- Halsschmerzen, Mandelentzündung
- Heiserkeit
- Sprachstörungen wie Stottern
- Zahnschmerzen, Zahnfleischentzündungen, Aphten
- Schmerzen im Bereich der Halswirbelsäule
- Nacken- und Schulterschmerzen
- Steifheit in Nacken oder Schultern
- Schilddrüsenüberfunktion
- Schilddrüsenunterfunktion

Das Halschakra-Programm

Ein gut entwickeltes Halschakra sorgt dafür, dass wir effektiv kommunizieren und uns klar ausdrücken. Menschen mit einem starken Halschakra sind auf der Suche nach der Wahrheit. Sie vertrauen auf ihre Inspiration, und ihre Ausdruckskraft ermöglicht es ihnen, anderen

Menschen wertvolle Impulse zu geben. Das Halschakra gilt als Brücke zwischen der Intelligenz des Herzens und der Intelligenz des Geistes. Nur wenn dieses wichtige Integrationszentrum frei von Blockaden ist, können Herz und Verstand harmonisch zusammenwirken.

Test: Wann sollten Sie Ihr Halschakra harmonisieren?

In einigen Fälle ist es besonders wichtig, etwas für sein Halschakra zu tun, da es sonst zu unharmonischen Entwicklungen kommen kann, die den Weg zur Gelassenheit und zur inneren Freiheit versperren. Die unten angebotenen Methoden sind besonders wichtig für Sie, …

- … wenn Sie sich nur schwer ausdrücken können und oft nicht die richtigen Worte finden, um Ihre Gefühle und Gedanken mitzuteilen,
- … wenn Sie zu Schüchternheit neigen und sich in Gegenwart anderer unsicher und gehemmt fühlen,
- … wenn Sie oft Dinge sagen, die Ihnen anschließend Leid tun,
- … wenn Sie im weitesten Sinne unter Sprach- oder Sprechstörungen leiden,
- … wenn es Ihnen bei Ihrer Arbeit in letzter Zeit zunehmend an Inspiration fehlt,
- … wenn Sie dazu neigen, andere Menschen zu manipulieren oder sie in Grund und Boden zu reden,

- … wenn es Ihnen schwer fällt, bei der Wahrheit zu bleiben und Sie immer wieder zu Notlügen greifen,
- … wenn Sie an Schilddrüsenüberfunktion oder -unterfunktion leiden,
- … wenn Sie häufig Hals-, Nacken- oder Schulterschmerzen haben.

Sanfte Heilanwendungen für das Halschakra

Um Ihr Halschakra zu harmonisieren, können Sie die folgenden Anwendungen miteinander kombinieren oder auch einzelne Methoden nutzen. Wenn Sie allerdings körperliche oder seelische Problemen haben, die mit einem geschwächten Halschakra zusammenhängen, gönnen Sie sich besser eine einwöchige Kur für das Halschakra, bei der Sie möglichst alle Methoden anwenden, die hier genannt sind.

Aromatherapie

Die besten Aroma-Öle für das fünfte Chakra sind *Eukalyptus, Kampfer* und *Pfefferminze.* Aber Achtung: Alle diese ätherischen Öle sind sehr intensiv, daher vorsichtig dosieren.

- Wählen Sie intuitiv ein Öl für sich aus. Träufeln Sie wenige Tropfen in eine Duftlampe und genießen Sie das reinigende Aroma.
- Dampfbäder mit einigen Tropfen Pfefferminzöl unterstützen die Reinigung des Halschakras auf körperlicher

Ebene. Atmen Sie die Dämpfe abwechselnd durch Mund und Nase ein. Halten Sie die Augen dabei jedoch unbedingt geschlossen!

- Für eine Chakra-Duftmassage sollten Sie als Basisöl Sesamöl verwenden. Auf 1 EL Sesamöl geben Sie 3 Tropfen des Aroma-Öls, das Sie am meisten anspricht. Verteilen Sie die Mischung in Ihren Handflächen und massieren Sie Hals und Nacken mit sanften, streichenden Bewegungen, bis das Öl in die Haut eingezogen ist.

Pflanzenheilkunde

Pfefferminze, Salbei und *Huflattich* können wirkungsvoll eingesetzt werden, um die Aktivität des Halschakras auch über den Organismus anzuregen.

- Pfefferminztee wirkt reinigend und erhöht die Aufnahme von Prana, Lebensenergie aus der Luft. Trinken Sie zwei- bis dreimal täglich eine große Tasse Pfefferminztee. Brühen Sie 1 bis 2 TL Pfefferminzblätter mit 1 Tasse kochendem Wasser auf, lassen Sie das Ganze 7 Minuten lang ziehen und seihen Sie den Tee dann ab.
- Auch Salbei lässt sich gut als Tee verwenden, noch effektiver ist jedoch Salbeimilch. Kochen Sie 1 TL getrocknete Salbeiblätter mit 200 ml Milch kurz auf; nehmen Sie die Milch vom Herd, und lassen Sie sie noch 3 Minuten ziehen, bevor Sie sie abseihen. Süßen Sie mit

1 TL Honig. Trinken Sie dreimal täglich eine Tasse Salbeimilch.

- Huflattich schützt Hals und Kehlkopf und hilft gegen Rachenkatharre und Husten. Für eine große Tasse Tee benötigen Sie 2 TL Huflattich. Lassen Sie den Tee nicht länger als 5 Minuten ziehen und trinken Sie ihn zweimal täglich nach den Mahlzeiten.

Edelstein-Therapie

Die spezifischen Schwingungen von *Lapislazuli, Aquamarin* und *Topas* sind am besten geeignet, das Halschakra sanft anzuregen und zu harmonisieren.

- Wählen Sie intuitiv einen dieser Steine für sich aus. Tragen Sie den Stein an einer Goldkette direkt am Körper.

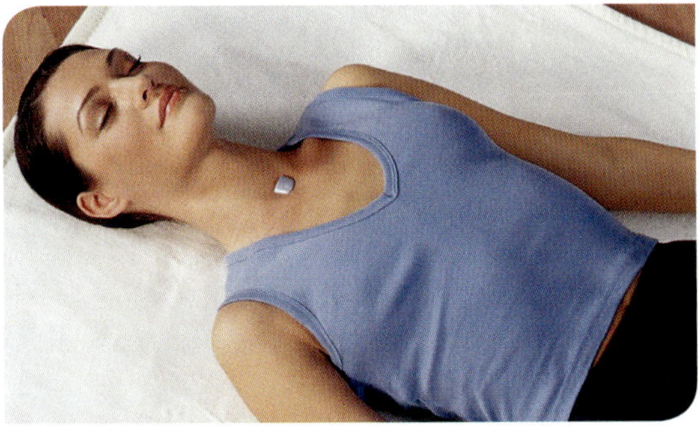

Bei der Edelstein-Therapie für Ihr Halschakra liegen Sie auf dem Rücken und legen den Stein Ihrer Wahl in die Halsgrube.

- Der Lapislazuli ist vor allem als Handschmeichler zu empfehlen. Damit seine heilenden Energien jedoch von den Handchakras aufgenommen werden können, sollten Sie ihn mehrmals täglich für längere Zeit in die Hand nehmen.
- Für die direkte Chakra-Therapie eignen sich der Aquamarin und der blaue Topas besonders gut. Legen Sie sich auf den Rücken. Die beste Stelle, um den Heilstein aufzulegen, ist die Halsgrube. Schließen Sie die Augen und nehmen Sie innerlich Kontakt zu Ihrem Halschakra auf. Entspannen Sie sich und versuchen Sie, die wohltuenden Wirkungen des Heilsteins zu erspüren.

Bachblüten-Therapie

Agrimony (Odermennig), *Cerato* (Bleiwurz) und *Mimulus* (Gefleckte Gauklerblume) wirken sich harmonisierend auf jene seelischen Bereiche aus, die vom Halschakra beeinflusst werden. Am besten kombinieren Sie zwei davon, also Cerato/Mimulus, Cerato/Agrimony oder Agrimony/Mimulus.

- Nehmen Sie die Bachblüten dreimal täglich vor den Hauptmahlzeiten ein. Träufeln Sie dazu je 3 Tropfen Ihrer Mischung (also insgesamt 6 Tropfen) auf die Zunge; behalten Sie sie einige Zeit im Mund, bevor Sie sie hinunterschlucken.

Vokalvibration

Der Vokal, der am besten geeignet ist, um das Halschakra zu aktivieren und zu harmonisieren, ist das »E«. Führen Sie bei Bedarf zweimal am Tag eine Vokalvibration mit dem Vokal »E« durch.

- Setzen Sie sich dazu ganz entspannt und aufrecht hin und schließen Sie die Augen. Atmen Sie sanft durch die Nase ein und lassen Sie mit jedem Ausatmen ein entspanntes, lang gezogenes »E« ertönen.
- Damit die wohltuenden Wirkungen der Vibrationen sich im Kehlkopfbereich gut entfalten können, sollten Sie die Übung mindestens 3 Minuten lang durchführen.

Affirmationen

Wählen Sie eine der folgenden Affirmationen aus und wiederholen Sie diese nach dem Aufwachen und kurz vor dem Einschlafen. Sprechen Sie die Affirmation innerlich oder flüstern Sie sie langsam und entspannt. Wiederholen Sie den Kraftsatz mindestens zehnmal.

- *»Ich lasse meine Worte aus dem Herzen kommen und bleibe bei der Wahrheit.«*
- *»Ich nutze die Macht des Wortes, um Gutes zu bewirken.«*
- *»Es fällt mir von Tag zu Tag immer leichter, zu sagen, was ich denke und fühle.«*

Chakra-Energiemassage

Führen Sie regelmäßig einmal am Tag eine Chakra-Energiemassage zur Anregung und Harmonisierung Ihres Halschakras durch.

- Legen Sie sich auf den Rücken, schließen Sie die Augen. Reiben Sie die Handflächen kreisförmig sanft aneinander, um die Handchakras zu aktivieren.
- Legen Sie nun beide Handflächen rechts und links um den Hals, jedoch ganz sanft und ohne jeglichen Druck! Die Handgelenke berühren sich dabei und liegen etwa in der Mitte der Schlüsselbeine; die geschlossenen Finger weisen schräg nach oben in Richtung der Ohren.
- Atmen Sie entspannt und tief durch. Stellen Sie sich vor, wie Sie mit dem Einatmen Lebensenergie aufnehmen und sie mit dem Ausatmen in Ihren Halsbereich strahlen lassen.
- Intensivieren Sie diese Übung, indem Sie sich vorstellen, wie die Energie mit jedem Ausatmen in Form von hellblauen Strahlen von ihren Händen in den Kehlkopfbereich strömt.
- Bleiben Sie sieben Atemzüge lang bei dieser Imagination. Konzentrieren Sie sich darauf, den ganzen Kehlkopfbereich mit heilendem, hellblauem Licht zu durchstrahlen; Sie können sich die Energie auch als blaue Lichtkugel vorstellen.

So aktivieren Sie Ihr Halschakra im Alltag

- Beschäftigen Sie sich mit dem Thema Kommunikation. Versuchen Sie, Ihre Gedanken und Gefühle in Worte zu fassen, nehmen Sie an Stimm- oder Rhetorikkursen teil. Lernen Sie eine neue Sprache.
- Führen Sie Tagebuch. Schreiben Sie möglichst regelmäßig auf, was Sie erlebt haben und was Sie beschäftigt.
- Schauen Sie sich in der Natur nach blauen Farben um. Legen Sie sich entspannt und mit offenen Augen auf eine Wiese und lassen Sie den hellblauen Himmel auf sich wirken, oder verbringen Sie möglichst immer wieder Zeit am Meer oder an einem See.
- Bringen Sie hellblaue Farben in Ihr Leben. Kaufen Sie sich einige hellblaue Kleidungsstücke oder Halstücher. Tragen Sie blauen Schmuck oder verwenden Sie hellblaue Hand- und Badetücher. Stellen Sie eine Vase mit Vergissmeinnicht, Kornblumen oder anderen blauen Blumen auf.
- Entwickeln Sie Ihre Stimme durch Vokalvibrationen und Mantras. Nehmen Sie Gesangsstunden, lernen Sie ein Instrument, oder gehen Sie in einen Chor, um sich durch Musik auszudrücken.
- Haben Sie den Mut, Ihre Meinung zu sagen. Bleiben Sie dabei stets freundlich und möglichst bei der Wahrheit.
- Führen Sie Übungen, die das Halschakra stärken, vor allem in der Phase des abnehmenden Mondes durch.

Das Stirnchakra und die Gesundheit

In der Mitte der Stirn, etwas oberhalb des Punktes zwischen den beiden Augenbrauen, befindet sich das Stirnchakra, das auch als Drittes Auge oder Stirnzentrum bezeichnet wird. Die Energie des Stirnchakras spielt besonders auf der seelischen und geistigen Ebene eine große Rolle, beeinflusst jedoch auch den Körper. Das Gehirn und insbesondere das Kleinhirn stehen in Verbindung mit der Aktivität des Stirnchakras. Zudem reguliert das sechste Chakra auch die Sinnesorgane, vor allem den Sehsinn, aber auch den Hörsinn und den Geruchssinn. Der Gehörgang, das Mittel- und Innenohr, die Nasennebenhöhlen und darüber hinaus das gesamte Hormon- und Nervensystem werden über das Stirnchakra mit Energie versorgt.

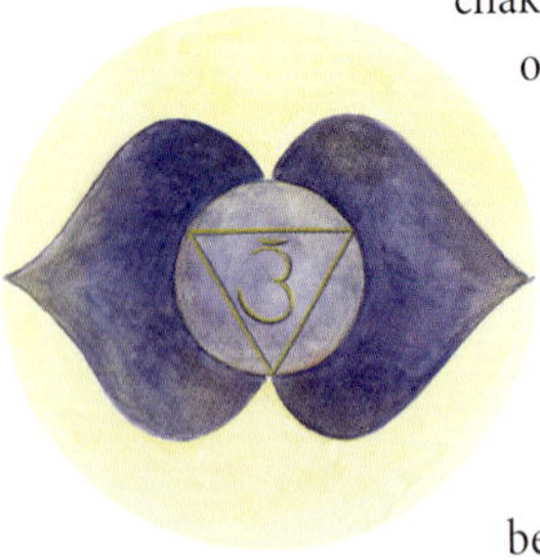

Menschen mit einem gut entwickelten Stirnchakra verfügen über große geistige Klarheit, ein ausgezeichnetes Gedächtnis und ein ausgeprägtes Konzentrationsvermögen. Gesichts- und Gehörsinn funktionieren meist optimal und das meist auch noch bis ins hohe Alter. Sehstörungen, Augenerkrankungen, Schnupfen oder Ohrenschmerzen tauchen bei Menschen mit harmonischem Stirnchakra kaum auf.

Das Stirnzentrum steht in direkter Verbindung zur Hirnanhangdrüse, der Hypophyse. Diese übergeordnete endokrine Drüse steuert mittels elektrischer Impulse und Botenstoffe das gesamte endokrine Drüsensystem, beeinflusst Immun- und Nervensystem und nicht zuletzt auch die seelische Verfassung eines Menschen.

Gesundheitsprobleme bei Blockaden des Stirnchakras:

- Kopfschmerzen
- Migräne
- Gehirnerkrankungen
- Augenleiden
- Sehschwäche
- Hörschwäche
- Mittelohrentzündung
- Schnupfen, Nebenhöhlenentzündungen
- Erkrankungen des Nervensystems, neurologische Störungen
- Geisteskrankheiten, Schizophrenie
- Konzentrations- und Lernschwäche

Das Stirnchakra-Programm

Über das Stirnchakra haben Sie Zugang zu tief gehenden Erkenntnissen und Einsichten. Wenn Ihr Stirnchakra gut entwickelt ist, werden die lichten Kräfte Ihr Dasein immer stärker beeinflussen. Sie können Kontakt zu Ihrer Intuition aufnehmen und die Kraft Ihrer Fantasie nutzen, um Ihre Ziele ohne Anstrengung zu erreichen. So lange das sechste Chakra blockiert oder geschwächt ist, wird es kaum möglich sein, Weisheit und vollkommenen inneren Frieden zu erlangen.

Test: Wann sollten Sie Ihr Stirnchakra harmonisieren?

Jeder Mensch sollte sich um die Entwicklung seines Dritten Auges kümmern. Höchste Zeit, das innere Gleichgewicht durch die Harmonisierung des Stirnchakras wiederherzustellen. Das sollten Sie tun, …

- … wenn Sie oft das Gefühl haben, dass das Leben sinnlos und grau ist,
- … wenn Sie regelmäßig unter Ängsten oder Stimmungstiefs leiden,
- … wenn es Ihnen schwer fällt, Ihre Fantasie spielen zu lassen und Sie die Stimme Ihrer Intuition nicht oder nur sehr leise vernehmen,
- … wenn Sie Ihren Weg nicht finden und Ihnen die Orientierung fehlt, da Sie Ihre Bestimmung nicht erkennen können,
- … wenn Sie sich nur mit viel Mühe konzentrieren können und Ihre Gedanken immer wieder abschweifen,
- … wenn Sie anfällig für Kopfschmerzen oder Schnupfen sind,
- … wenn Sie Augenprobleme haben,

- … wenn Sie mehr Licht in Ihr Leben bringen wollen,
- … wenn Sie höhere Erkenntnisse anstreben.

Sanfte Heilanwendungen für das Stirnchakra

Auf den folgenden Seiten sind die wichtigsten Heilanwendungen für die Harmonisierung des Stirnchakras zusammengefasst. Sie können daraus jederzeit das ein oder andere Rezept auswählen, um dieses Chakra zwischendurch anzuregen. Die Verfahren ergänzen sich allerdings gegenseitig, daher ist es besonders wirkungsvoll, sie miteinander zu kombinieren. Um das Stirnchakra gezielt und effektiv zu stärken, ist es günstig, sich eine Woche Zeit zu nehmen. Wenden Sie in dieser Woche möglichst alle der angebotenen Verfahren an.

Aromatherapie

Einige ätherische Öle sind besonders hilfreich, um die Energien des Stirnchakras auszugleichen. Dazu gehören insbesondere *Cajeput, Lemongrass* und *Veilchen*. Lassen Sie sich beim Kauf des Öls von Ihrer Nase leiten und entscheiden Sie sich aus dem Bauch heraus.

- Träufeln Sie immer wieder einmal einige Tropfen Ihres Lieblingsöls in eine Duftlampe, die Sie in Ihrer Wohnung oder vielleicht sogar an Ihrem Arbeitsplatz aufstellen können. Oder geben Sie einige Tropfen in ein Taschentuch und schnuppern Sie regelmäßig daran.

- Für Bäder, die die Aktivität des Stirnchakras ausgleichen, ist Veilchen besonders geeignet. Aromatisieren Sie ein Vollbad mit einer Mischung aus 8 Tropfen ätherischem Veilchenöl und 100 g Sahne. Geben Sie das Ganze kurz vor dem Baden ins warme Wasser. Nehmen Sie zwei bis höchstens drei Veilchenbäder in der Woche.
- Sie können eine Chakra-Duftmassage durchführen, indem Sie etwas Öl auf der Mitte der Stirn in die Haut einmassieren. Da dieser Bereich relativ nahe an den Augen liegt, sollten Sie Lemongrass besser vermeiden und mit der Dosierung besonders vorsichtig sein.
- Geben Sie 1 Tropfen ätherisches Cajeput- oder 1 Tropfen Veilchenöl auf 1 TL Jojoba- oder Mandelöl. Tauchen Sie Zeige- und Mittelfingerkuppe in das Öl und massieren Sie die Mitte der Stirn in kreisförmigen Bewegungen, bis das Öl in die Haut eingezogen ist. Hinweis: Schließen Sie während der Massage des Stirnchakras unbedingt die Augen, um Augenreizungen durch die ätherischen Öle zu vermeiden.

Pflanzenheilkunde

Johanniskraut, Fichte und *Augentrost* eignen sich besonders gut, um das Stirnchakra von innen und außen her anzuregen und den Energiefluss in diesem Bereich zu unterstützen. Johanniskraut bringt Licht in die Seele und ist vor allem in der dunklen Jahreszeit ein gutes Mittel, um Stimmungstiefs zu vertreiben. Fragen Sie in Ihrer

Apotheke nach einem geeigneten Präparat, da Johanniskraut nur in hoher Dosierung wirksam ist.

Um den Augen etwas Gutes zu tun und um zugleich die Funktion des Stirnchakras zu harmonisieren, eignen sich Umschläge, die mit einem Tee aus Augentrost getränkt sind.

- Überbrühen Sie 1 EL Augentrost mit 200 ml kochendem Wasser und lassen Sie das Ganze mindestens 10 Minuten lang ziehen. Seihen Sie den Aufguss ab. Tauchen Sie ein kleines Leinentuch ein und legen Sie es anschließend auf die geschlossenen Augen. Der Umschlag sollte angenehm warm sein – warten Sie also, bis der Aufguss entsprechend abgekühlt ist. Gönnen Sie sich zweimal täglich einen Augentrostumschlag.
- Aus Fichte lässt sich ein wirkungsvolles Elixier herstellen, das den Energiefluss im Stirnchakra stimuliert. Geben Sie 3 EL getrocknete Fichtennadeln in 1 l Rotwein. Kochen Sie das Ganze kurz auf, nehmen Sie den Wein anschließend sofort vom Herd, lassen Sie ihn abkühlen und füllen Sie ihn in eine Flasche; 1 Woche ziehen lassen, filtern und dreimal täglich 1 EL des Elixiers vor dem Essen einnehmen.

Edelstein-Therapie

Die besten Edelsteine für die Harmonisierung und Stärkung des Stirnchakras sind der *blaue Saphir*, der *Opal*

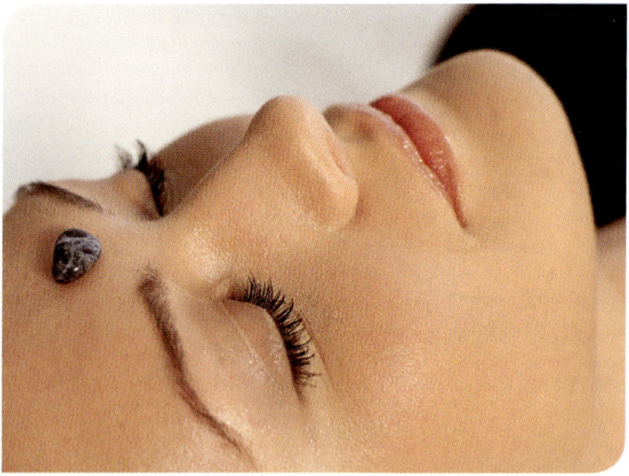

Bei der Edelstein-Therapie für Ihr Stirnchakra legen Sie den Heilstein direkt auf das Energiefeld Ihres Dritten Auges.

und der *blaue Turmalin*. Lassen Sie sich beim Einkauf von Ihrer Intuition leiten und wählen Sie möglichst Steine aus, die dunkelblau sind und/oder violette Farbtöne enthalten.

- Tragen Sie den Edelstein Ihrer Wahl an einer Goldkette oder benutzen Sie ihn als Handschmeichler, wobei Sie ihn möglichst mehrmals täglich für längere Zeit in die Hand nehmen sollten.
- Vor allem Saphire eignen sich hervorragend zur direkten Chakra-Therapie: Legen Sie sich entspannt auf den Rücken. Legen Sie den Saphir direkt auf die Mitte Ihrer Stirn. Schließen Sie die Augen und nehmen Sie Kon-

takt zu Ihrem Stirnchakra auf; versuchen Sie sodann, zu erspüren, wie der Saphir sich auf das Energiefeld des Dritten Auges auswirkt.

Bachblüten-Therapie

Um das Stirnchakra mit Bachblüten zu aktivieren, wählen Sie am besten eine Zweierkombination aus den Mitteln *Crab Apple* (Holzapfel), *Vine* (Weinrebe) und *Walnut* (Walnussbaum), also eine der folgenden Mischungen: Crab Apple/Vine, Crab Apple/Walnut oder Vine/Walnut.

- Nehmen Sie die Bachblüten dreimal täglich vor den Hauptmahlzeiten ein. Träufeln Sie dazu je 3 Tropfen der von Ihnen gewählten Mischung (also insgesamt 6 Tropfen) auf die Zunge; behalten Sie die Bachblüten einige Zeit im Mund, bevor Sie sie hinunterschlucken.

Vokalvibration

Der Vokal »I« regt das Stirnchakra besonders stark an. Führen Sie daher am besten zweimal täglich eine Vokalvibration mit dem Vokal »I« durch.

- Setzen Sie sich entspannt und aufrecht hin und schließen Sie sanft die Augen. Atmen Sie tief durch die Nase ein und lassen Sie beim Ausatmen leise ein lang gezogenes »I« ertönen.

- Konzentrieren Sie sich dabei auf Ihr Stirnchakra. Damit die Übung ihre Wirkung entfalten kann, sollten Sie sie mindestens 3 Minuten lang durchführen.

Affirmationen

Wählen Sie eine der folgenden Affirmationen aus und wiederholen Sie diese nach dem Aufwachen und kurz vor dem Einschlafen. Sprechen Sie die Affirmation innerlich oder flüstern Sie sie langsam und entspannt. Wiederholen Sie den Kraftsatz zehnmal.

- *»Ich nehme Kontakt zu meinem strahlenden inneren Licht auf.«*
- *»Ich lasse meiner Fantasie freien Lauf und höre zunehmend auf meine innere Stimme.«*
- *»Ich schaue immer öfter nach innen und erkenne zunehmend, was wesentlich ist.«*

Chakra-Energiemassage

Gönnen Sie sich einmal täglich eine kurze Chakra-Energiemassage, um Ihr Stirnchakra sanft anzuregen und zu harmonisieren.

- Legen Sie sich dazu entspannt auf den Rücken und schließen Sie die Augen. Um die Energie in den Handchakras anzuregen, reiben Sie die Handflächen kreisförmig sanft aneinander.

- Legen Sie Ihre linke Handfläche nun auf die Stirn – die Mitte der Handfläche sollte in der Mitte der Stirn liegen. Die rechte Hand legen Sie auf den linken Handrücken. Die Handstellung fällt am leichtesten, wenn sie der natürlichen Linie der Ellbogen folgt; die Hände liegen dabei übereinander.
- Lassen Sie die Hände entspannt auf der Stirn ruhen. Stellen Sie sich vor, mit jedem Einatmen heilende Lebensenergie aufzunehmen und diese Energie mit dem Ausatmen in Ihre Stirn strömen zu lassen.
- Stellen Sie sich dabei vor, dass die Energie in Form von dunkelblauen Strahlen aus Ihren Handflächen in die Stirn fließt und sich dort in Gestalt eines blauen Energiewirbels oder -balls manifestiert.

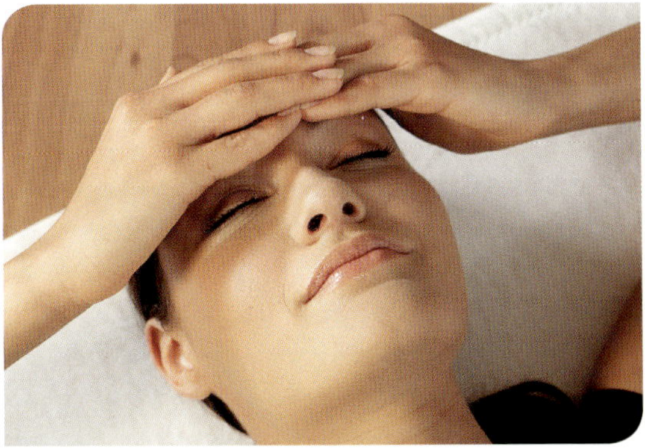

Ihre Hände sollten ganz entspannt und sanft auf Ihrer Stirn ruhen.

- Wiederholen Sie diese Imagination für die Dauer von sieben Atemzügen, wobei Sie die Atmung etwas vertiefen.
- Legen Sie die Hände dann langsam wieder auf den Boden. Halten Sie die Augen noch geschlossen, und spüren Sie der Aktivierung des Stirnchakras nach, der Wärme und dem Licht, die Sie vielleicht erlebt haben, sowie der wohltuenden Entspannung im Kopf-, Stirn- und Augenbereich. Öffnen Sie erst dann langsam die Augen. Spüren Sie kurz nach.

So aktivieren Sie Ihr Stirnchakra im Alltag

- Lesen Sie die heiligen Schriften aus östlichen und westlichen Kulturen.
- Beschäftigen Sie sich mit den Gedanken Buddhas, Laotses, Senecas, Schopenhauers, Goethes und anderer großer Denker und Philosophen.
- Führen Sie ein Traumtagebuch. Schreiben Sie kurz nach dem Aufwachen alles auf, was Sie geträumt haben. Überlegen Sie, was Ihre Träume bedeuten könnten. Je mehr Sie sich mit Träumen beschäftigen, desto intensiver und klarer werden sie.
- Meditieren Sie doch einmal nachts im Freien unter dem klaren Sternenhimmel. Lassen Sie sich auf die Stille und die Kraft der Nacht ein.
- Verleihen Sie Ihrer Fantasie Flügel. Lesen Sie Märchen und fantastische Abenteuerromane, stellen Sie sich verrückte Dinge bildlich vor oder versuchen Sie, selbst

eine Kurzgeschichte zu schreiben. Alles, was die Fantasie fördert, regt auch das Stirnchakra an.

- Kaufen Sie sich einige dunkelblaue Kleidungsstücke. Verwenden Sie dunkelblaue Farben in Form von Tüchern, Tischdecken, Geschirr oder Handtüchern.
- Führen Sie Übungen, die der Entwicklung des Stirnchakras dienen, vorzugsweise in der Phase des abnehmenden Mondes durch.

Das Kronenchakra und die Gesundheit

Das Kronenchakra liegt am höchsten Punkt des Kopfes, am Scheitelpunkt. Es wirkt darüber hinaus aber auch in die Aura hinein und ist vor allem ein geistiges und spirituelles Energiezentrum, beeinflusst jedoch auch den Körper. Es ist es nicht einzelnen Organen zuzuordnen, sondern hat eine harmonisierende und schützende Wirkung auf den gesamten Organismus. Es beeinflusst Mittelhirn und Augen und hängt vor allem mit den lebenserhaltenden Programmen des ganzen Körpers und all seiner Zellen zusammen.

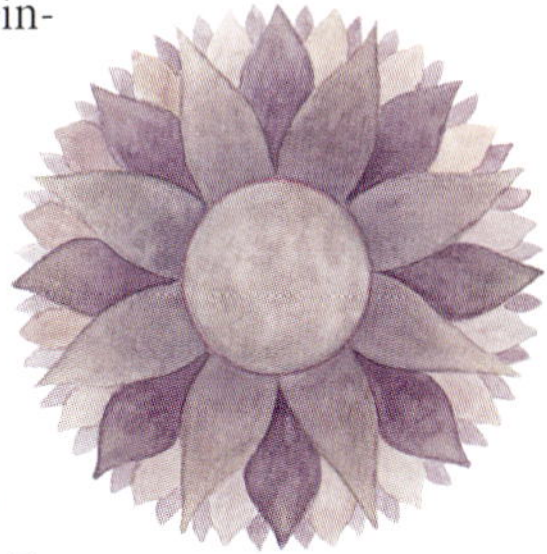

Ein starkes Kronenchakra ist ein Garant für eine ausgezeichnete Gesundheit. Schwere chronische Krankheiten, vor allem geistige und seelische Probleme, treten dann auf, wenn die Energie im siebten Chakra stark blockiert ist. Auf hormoneller Ebene wirkt sich das Kronenchakra auf die Funktion der Zirbeldrüse (Epiphyse) aus. Sie steuert die Lichtaufnahme und reguliert den Schlaf-Wach-Rhythmus über das Hormon Melatonin.

Gesundheitsprobleme bei Blockaden des Kronenchakras:

- Kopfschmerzen
- Chronische Erkrankungen
- Schwächung der Immunabwehr
- Nervenleiden
- Lähmungserscheinungen
- Krebserkrankungen
- Multiple Sklerose
- Verwirrungszustände, Vergesslichkeit, Geisteskrankheiten
- Depressionen
- Ein- oder auch Durchschlafstörungen

Das Kronenchakra-Programm

Das Kronenchakra, auch Scheitelchakra oder siebtes Chakra genannt, ist das Bewusstseinszentrum der Spiritualität und der Religiosität. Es ist das subtilste aller sieben Chakras und seine Verbindung zum leiblichen Körper ist nicht so stark, wie die der anderen Chakras. Das siebte Chakra lässt sich daher eher durch Chakra-

Yoga und Meditation als durch Naturheilmittel und durch das Tönen von Vokalen entwickeln, weshalb in diesem Programm keine Pflanzenheilmittel und keine Vokalvibrationsübungen aufgeführt sind. Dennoch gibt es einige Möglichkeiten, das Kronenchakra auch über subtile Heilanwendungen zu harmonisieren.

Test: Wann sollten Sie Ihr Kronenchakra harmonisieren?

Das Kronenchakra entwickelt sich auf ganz natürliche Weise, wenn Sie sich um Ihre anderen Chakras kümmern. Es gibt einige spirituelle Lehrer, die eine direkte Arbeit mit diesem Chakra nicht empfehlen. In einigen Fällen ist es jedoch durchaus sinnvoll, das siebte Chakra gezielt zu harmonisieren. Wenn Sie dabei behutsam und bewusst vorgehen, ist dies völlig ungefährlich. Sie sollten sich Ihrem Scheitel- oder Kronenchakra zuwenden, …

- … wenn Sie zu Depressionen neigen und es Ihnen deshalb zunehmend an Lebensfreude mangelt,
- … wenn Sie sich sehr erschöpft und kraftlos fühlen, obwohl Sie genügend schlafen und eigentlich erholt sein müssten,
- … wenn Sie an chronischen oder lebensbedrohlichen Erkrankungen leiden oder Ihre Immunabwehrkräfte stark geschwächt sind,

- … wenn Sie keinen Zugang zu höheren Welten oder keine Verbindung zum Spirituellen finden und glauben, dass es kein Leben nach dem Tod gibt,
- … wenn Sie das Geheimnis und die Kraft der Stille ergründen wollen.

Sanfte Heilanwendungen für das Kronenchakra

Die folgenden Anwendungen unterstützen die Harmonisierung des Kronenchakras. Falls Sie konkrete Probleme haben, die mit Blockaden des Kronenchakras zusammenhängen, sollten Sie möglichst viele dieser Anwendungen miteinander kombinieren, um so die Wirkung der einzelnen Therapien zu verbessern. Die besten Erfolge lassen sich durch eine einwöchige Kur für das Kronenchakra erzielen, in der Sie möglichst alle der nun vorgestellten Heilverfahren einsetzen.

Aromatherapie

Weihrauch oder *Rosenholz* sind die ätherischen Öle, mit denen sich die Spiritualität und damit besonders das Kronenchakra gut unterstützen lassen.

- Träufeln Sie einige Tropfen eines dieser Öle in eine Duftlampe, lassen Sie sie verdampfen und genießen Sie das Aroma. Falls Sie unterwegs sind, können Sie auch einige Tropfen Weihrauch- oder Rosenholzöl auf ein Taschentuch träufeln und ab und zu daran schnuppern.

- Ein heißes Vollbad, das mit Rosenholzöl aromatisiert wird, regt das Kronenchakra indirekt an. Mischen Sie 7 Tropfen Rosenholzöl und 100 g Sahne und geben Sie das Ganze kurz vor dem Baden in die Wanne.

Edelstein-Therapie

Die Heilenergie von *Diamant*, *Bergkristall* und *Amethyst* wirkt sich positiv auf das Kraftfeld des Kronenchakras aus.

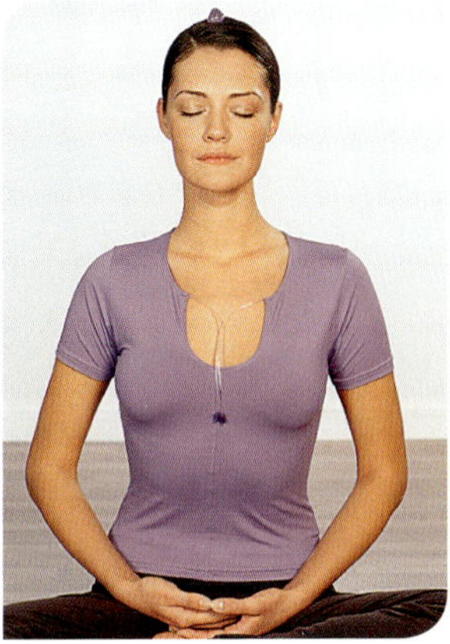

Legen Sie den Heilstein bei der direkten Chakra-Therapie auf den Scheitel und spüren Sie der Kraft des Steins nach.

- Bergkristall und Amethyst sind vor allem als Handschmeichler zu empfehlen, da ihre Energie von den Handchakras gut aufgenommen wird.
- Für die direkte Chakra-Therapie sollten Sie einen kleinen Diamanten benützen: Sitzen Sie möglichst aufrecht und legen Sie den Heilstein auf den Scheitel – den höchsten Punkt Ihres Kopfes. (Eventuell müssen Sie ihn festhalten, aber wahrscheinlich gelingt es Ihnen auch, ihn kurze Zeit auf dem Kopf zu balancieren.)
- Konzentrieren Sie sich auf Ihr Kronenchakra und beobachten Sie, ob Sie die Wirkungen des Diamanten auf dieses Chakra spüren können.

Bachblüten-Therapie

Durch die Kombination der Bachblüten *Wild Rose* (Heckenrose) und *White Chestnut* (Weißblühende Rosskastanie) können Sie seelische Bereiche stärken, die im Einflussbereich des Kronenchakras liegen.

- Nehmen Sie die Bachblüten dreimal täglich vor den Hauptmahlzeiten ein.
- Träufeln Sie dazu je 3 Tropfen der beiden Bachblüten (also insgesamt 6 Tropfen) auf die Zunge und behalten Sie sie einige Zeit im Mund, bevor Sie sie hinunterschlucken.

Affirmationen

Wählen Sie eine der folgenden Affirmationen aus und wiederholen Sie diese nach dem Aufwachen und kurz vor dem Einschlafen. Sprechen Sie die Affirmation innerlich oder flüstern Sie sie langsam und entspannt. Wiederholen Sie den Kraftsatz mindestens zehnmal.

- *»Ich bin vollkommen bewusst – im Körper, in den Gedanken und Gefühlen.«*
- *»Das Wesen meines Geistes ist Licht und Frieden.«*
- *»Ich öffne mich für die unendliche Macht Gottes.«*

Chakra-Energiemassage

Auch das Kronenchakra lässt sich durch eine Chakra-Energiemassage anregen und harmonisieren.

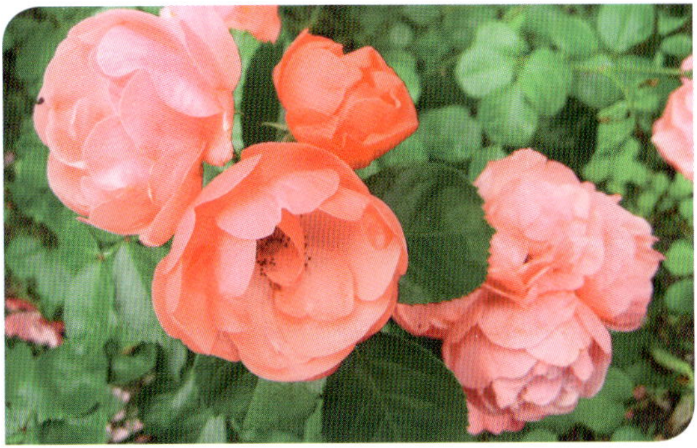

Wild Rose (Heckenrose) stärkt das Kronenchakra.

- Legen Sie sich entspannt auf den Rücken und schließen Sie die Augen. Um die Energie in den Handchakras anzuregen, reiben Sie die Handflächen einige Male kreisförmig sanft aneinander.
- Legen Sie Ihre linke Handfläche dann auf den Scheitelpunkt. Die rechte Hand legen Sie auf die linke. Atmen Sie ein paar Mal entspannt ein und aus.
- Vertiefen Sie die Atmung dann etwas und beginnen Sie mit der Imagination: Dazu stellen Sie sich vor, dass Sie mit jedem Einatmen kosmische Energie aufnehmen und diese Energie mit jedem Ausatmen in Ihr Scheitelchakra senden.
- Wiederholen Sie dies sieben Atemzüge lang, und stellen Sie sich die Lebensenergie dabei als Licht vor, das aus Ihren Handflächen in Ihren Kopf strömt.

- Bringen Sie Hände und Arme dann wieder neben sich auf den Boden; spüren Sie bewusst nach, was sich nach der Harmonisierung des Scheitelchakras verändert hat, welche Veränderungen Ihr Geist wahrnehmen kann und ob sich Ihr Kopf freier anfühlt, Ihre Gedanken lichter und unbeschwerter geworden sind.

So aktivieren Sie Ihr Kronenchakra im Alltag

- Öffnen Sie sich für die Kraft der Stille. Meditieren Sie und lassen Sie Ihre Gedanken und Gefühle vollkommen zur Ruhe kommen und Ihren Geist klar und bewusst werden. Viele Meditationsformen verbinden Sie mit der heilenden Kraft der Stille.
- Unternehmen Sie Bergwanderungen. Gehen Sie möglichst oft in die Berge und genießen Sie den Blick ins Tal. Öffnen Sie sich für die Energie der Berge, der Täler, Wälder und Gipfel.
- Tragen Sie weiße und hellviolette Stoffe. Benützen Sie diese Farben auch in Ihrer Wohnung – etwa bei Tischtüchern, Teppichen, Geschirr usw.
- Stellen Sie öfter einmal eine Vase mit weißen Rosen, Margeriten, weißen Lilien, Glockenblumen, Veilchen sowie anderen weißen oder violetten Blumen in Ihr Zimmer.
- Steigern Sie die Wirkung der Techniken, die das Kronenchakra anregen, indem Sie diese vor allem in der Neumondphase anwenden.

Chakra-Yoga

Durch Chakra-Yoga können Sie die sieben Chakras gezielt entwickeln und den Energiefluss im feinstofflichen Körper anregen. Für jedes Chakra finden Sie im Folgenden ein Programm. Führen Sie das Programm Ihrer Wahl eine Woche lang durch und wechseln Sie dann zu einem anderen Chakra-Programm, denn nur so ist die gleichmäßige Entwicklung aller Chakras gewährleistet.

Hinweise für die Praxis

Einige Grundregeln dienen der Vorbereitung und richtigen Ausführung der Yoga-Techniken:

- Üben Sie auf einer Yoga-Matte oder dicken Decke. Lüften Sie vor dem Üben gründlich, schalten Sie das Tele-

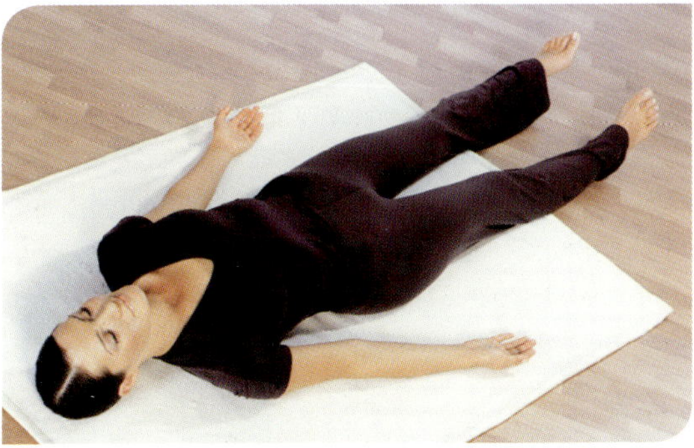

Vor und nach den Yoga-Übungen entspannen Sie Ihre gesamte Muskulatur.

Die Tiefenentspannung

- Legen Sie sich auf den Rücken und schließen Sie die Augen. Legen Sie die Arme neben den Körper, die Handflächen zeigen nach oben. Lassen Sie den Atem frei strömen und spüren Sie, wie Ihr Körper vom Boden getragen wird. Lassen Sie Belastendes mit jedem Ausatmen los.
- Spannen Sie die Füße, Waden, Oberschenkel und Pomuskeln an – halten Sie diese Spannung einige Sekunden lang und entspannen Sie die Muskeln dann wieder. Wiederholen Sie diesen Vorgang noch dreimal.
- Heben Sie beide Arme etwas an, ballen Sie Ihre Hände zu Fäusten, einige Sekunden halten, dann die Arme und Hände wieder entspannen. Wiederholen Sie das Ganze dreimal.
- Drücken Sie den unteren Rücken in Richtung Boden und spannen Sie dabei die Bauchmuskeln an. Die Spannung kurz halten, dann den Rücken und Bauch wieder loslassen. Wiederholen Sie diesen Ablauf dreimal.
- Ziehen Sie die Schultern zu den Ohren hoch und heben Sie den Kopf etwas vom Boden. Halten Sie die Spannung einige Sekunden, dann Kopf und Schultern sinken lassen und entspannen. Das Ganze dreimal wiederholen.
- Spüren Sie jetzt nochmals die Schwere Ihres Körpers und entspannen Sie sich ganz bewusst.
- Sie beenden die Tiefenentspannung, indem Sie einige Male tief durchatmen und dann die Augen wieder öffnen.

fon aus und sorgen Sie durch angenehmes Licht und ein paar Blumen für eine harmonische Atmosphäre.

- Üben Sie immer zur selben Tageszeit. Ideal ist der frühe Morgen oder abends vor dem Essen – auf jeden Fall sollten Sie nie mit vollem Magen üben.
- Yoga ist keine Gymnastik! Es geht nicht um Leistung. Bleiben Sie entspannt, richten Sie Ihr Bewusstsein nach innen und gehen Sie nie über Ihre persönliche Dehngrenze hinweg.
- Verzichten Sie auf Yoga-Übungen, wenn Sie sich krank fühlen, erkältet sind oder unter schweren Erkrankungen leiden. Fragen Sie im Zweifelsfall Ihren Arzt, ob Sie bestimmte Übungen durchführen können – vor allem dann, wenn Sie an Rückenschmerzen oder Venenbeschwerden leiden.

Die oben vorgestellte Technik führt zu einer Tiefenentspannung, die hilft, Ihren Körper für die tief greifenden Wirkungen der Chakra-Yoga-Übungen durchlässig zu machen. Führen Sie die Tiefenentspannung sowohl zu Beginn als auch zum Abschluss Ihres Chakra-Yoga-Programms durch.

Chakra-Yoga-Programm für das Wurzelchakra

Das Yoga-Programm für das erste Chakra beginnt mit Tiefenentspannung, siehe Kasten links, an die folgende Übungen anschließen:

Liegende Baumstellung

- Legen Sie sich auf den Rücken – die Beine sind leicht geöffnet, die Handflächen zeigen nach oben. Stellen Sie das rechte Bein auf, das linke bleibt entspannt liegen. Gleiten Sie mit dem rechten Fuß am linken Bein entlang, bis er neben dem linken Knie steht.
- Aus dieser Position lassen Sie das rechte Knie nun langsam zur rechten Seite sinken. Im Idealfall würde das Knie den Boden berühren, doch erzwingen Sie nichts und beachten Sie Ihre Dehngrenze. Lassen Sie das Knie nur soweit sinken, bis Sie eine leichte Spannung im linken Bein spüren. Bleiben Sie mindestens 30 Sekunden in dieser Stellung und atmen Sie dabei tief und entspannt.

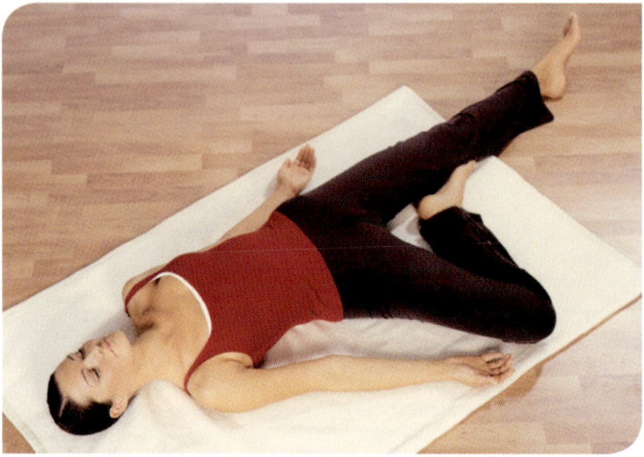

In der zweiten Übungsphase der liegenden Baumstellung wird das angewinkelte Bein zur Seite abgelegt.

- Stellen Sie das rechte Bein dann wieder langsam auf und lassen Sie das Bein danach entspannt nach vorne gleiten. Entspannen Sie sich kurz und wiederholen Sie die Übung dann auch mit dem linken Bein.

Igelstellung

- Legen Sie sich entspannt auf den Rücken. Umfassen Sie die Knie mit beiden Händen und ziehen Sie die Beine möglichst nah zur Brust. Heben Sie gleichzeitig den Kopf und versuchen Sie, Ihre Stirn so nah wie möglich an die Knie zu bringen.
- Atmen Sie in dieser Stellung siebenmal ein und aus. Wenn nötig, können Sie Kopf und Beine zwischen-

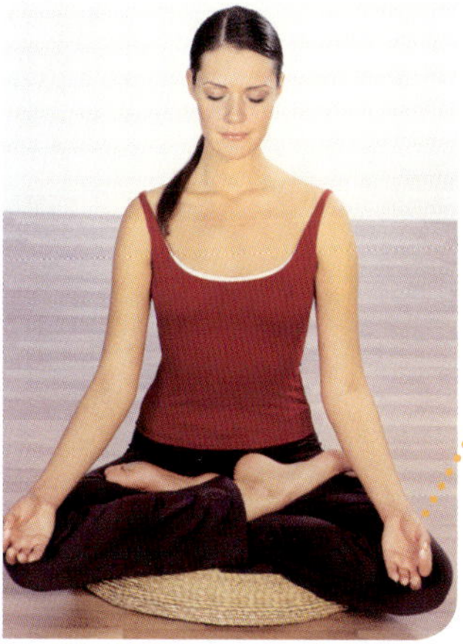

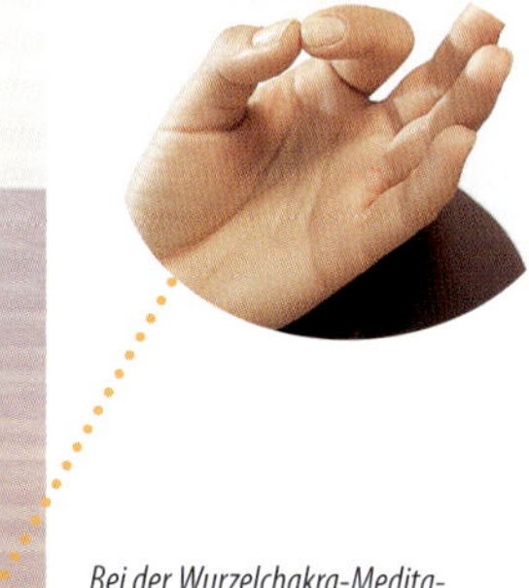

Bei der Wurzelchakra-Meditation legen Sie die Handrücken auf Ihre Knie; Daumen und Zeigefinger bilden einen Kreis.

durch ablegen und pausieren. Konzentrieren Sie sich bei der Igelstellung auf Ihr Wurzelchakra am unteren Ende des Steißbeins.

Chakra-Yoga-Vollatmung

- Setzen Sie sich bequem in den Schneidersitz oder Fersensitz. Schließen Sie die Augen und lassen Sie Ihre Gedanken zur Ruhe kommen.
- Konzentrieren Sie sich auf das Wurzelchakra am untersten Ende der Wirbelsäule. Atmen Sie nun acht Sekunden durch die Nase ein – dabei sollten sich zuerst der Bauch und dann die Brust mit Luft füllen.
- Halten Sie den Atem anschließend vier Sekunden an und atmen Sie dann acht Sekunden aus. In der Phase des Atemanhaltens ziehen Sie den Schließmuskel und die Beckenbodenmuskulatur kräftig zusammen. Mit dem Ausatmen lassen Sie diese Anspannung wieder los. Wiederholen Sie diesen Atemzyklus insgesamt siebenmal.

Wurzelchakra-Meditation

- Bleiben Sie in der sitzenden Haltung. Konzentrieren Sie sich auf Ihr Wurzelchakra am untersten Ende Ihrer Wirbelsäule, und machen Sie sich bewusst, dass dieses Chakra Sie mit der Kraft der Erde und Ihrer ursprünglichen Lebenskraft verbindet.
- Legen Sie die Handrücken auf die Knie und bilden Sie mit Daumen und Zeigefingern der beiden Hände je ei-

nen Kreis; die Mittel-, Ring- und kleinen Finger sind locker ausgestreckt. Durch dieses Mudra wird ein Energiekreislauf geschlossen, der das Wurzelchakra anregt.

- Atmen Sie tief durch die Nase ein. Mit dem Ausatmen sprechen Sie siebenmal leise das Mantra LAM, gesprochen LANG. Atmen Sie dann wieder langsam durch die Nase ein und wiederholen Sie das Ganze siebenmal. Richten Sie Ihre Achtsamkeit während der gesamten Meditation auf das Wurzelchakra.
- Schließen Sie das Yoga-Programm für das Wurzelchakra mit einer Tiefenentspannung, siehe Kasten S. 130, ab.

Chakra-Yoga-Programm für das Sakralchakra

Das Yoga-Programm für das zweite Chakra beginnt mit einer Tiefenentspannung, siehe Kasten S. 130, an die folgende Übungen anschließen:

Krokodil

- Legen Sie sich auf den Rücken und stellen Sie die Füße auf – die Beine bleiben dabei geschlossen. Die Arme liegen waagerecht, die Handflächen zeigen nach oben.
- Drehen Sie den Kopf langsam nach links und die Beine gleichzeitig nach rechts – beachten Sie dabei Ihre Dehngrenze! Es ist anfangs nicht nötig, dass die Beine den Boden berühren. Drehen Sie Kopf und Beine dann über die Mittelstellung in die andere Richtung – der Kopf dreht sich nach rechts, die Knie nach links.

- Wiederholen Sie diese langsame, fließende Gegendrehbewegung ganz entspannt siebenmal nach beiden Seiten. Lassen Sie den Atem dabei frei strömen.
- Legen Sie die Beine anschließend flach auf den Boden und entspannen Sie sich.

Baumstellung

- Stehen Sie mit geschlossenen Beinen und geradem Rücken möglichst entspannt. Spüren Sie den Kontakt zum Boden und stellen Sie sich vor, dass Sie mit den Fußsohlen in der Erde verwurzelt sind. Atmen Sie entspannt, die Hände und Arme hängen passiv.
- Verlagern Sie nun das Gewicht auf das rechte Bein, heben Sie dazu das linke Bein leicht an, so dass nur noch die Zehenspitzen den Boden berühren. Fixieren Sie einen Punkt auf dem Boden, etwa zwei Meter von Ihnen entfernt.
- Bleiben Sie möglichst stabil auf dem rechten Bein stehen, während Sie den linken Fuß anheben und die linke Fußsohle etwa in Höhe des Knies an die Innenseite des rechten Oberschenkels legen. Bilden Sie mit Daumen und Zeigefingern einen Ring, drehen Sie die Handflächen nach vorne, und heben Sie die Arme zusätzlich ein wenig zur Seite.
- Bleiben Sie in der Baumstellung möglichst aufrecht und spüren Sie dabei achtsam mit dem rechten Fuß weiterhin in die Erde hinein. Um ein Hohlkreuz zu vermeiden, schieben Sie das Becken in der Endstellung

leicht nach vorne. Bleiben Sie mindestens eine halbe Minute in dieser Stellung. Wiederholen Sie die Übung anschließend auch auf der anderen Seite.

Stutenatmung

- Legen Sie sich auf den Rücken, ziehen Sie die Oberschenkel nahe zur Brust heran, öffnen Sie sie und überkreuzen Sie die Unterschenkel. Fassen Sie mit den Armen durch die geöffneten Beine hindurch und ergreifen Sie mit der rechten Hand den linken Fuß, mit der linken Hand den rechten Fuß.
- Lassen Sie den Kopf entspannt auf dem Boden liegen und legen Sie die Zungenspitze sanft an den Gaumen, und zwar unmittelbar hinter den Schneidezähnen.

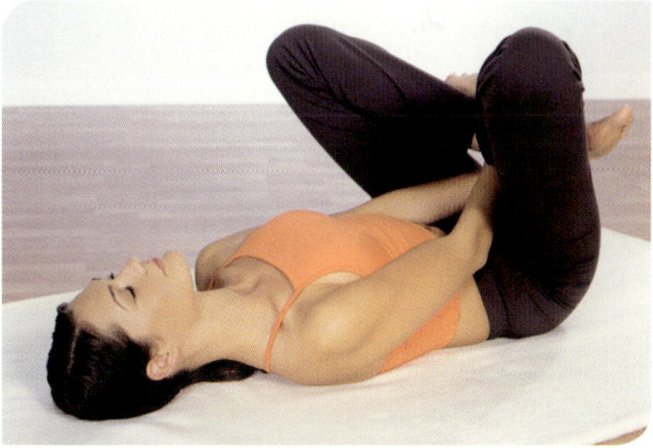

Die Zungenspitze liegt bei der Stutenatmung direkt hinter den Schneidezähnen sanft am Gaumen an.

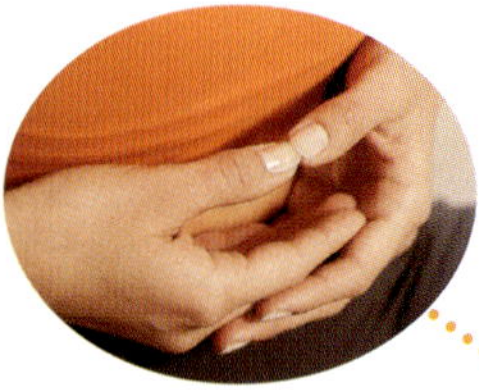

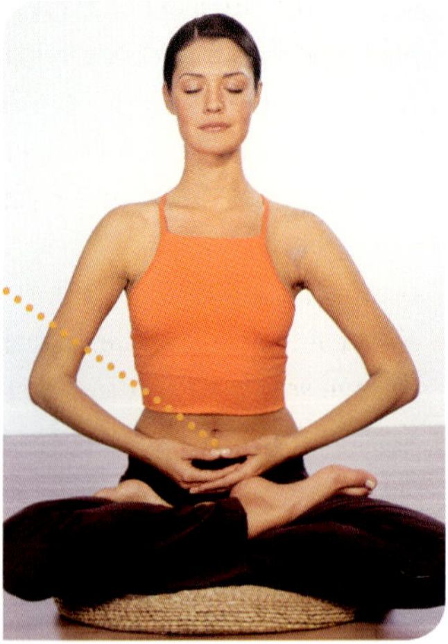

Die Hände bilden eine Art Schale, indem der rechte Handrücken in der linken Handfläche liegt und die Daumen sich berühren.

Durch diese Stellung schließen Sie zwei wichtige Energiekreisläufe im Körper.

- Entspannen Sie Arme, Beine, Gesicht und Bauch und lassen Sie den Atem kommen und gehen. Konzentrieren Sie sich nun ganz auf Ihren Unterleib. Schicken Sie mit jedem Ausatmen Energie in Ihr Sakralchakra.
- Atmen Sie insgesamt siebenmal tief ein und aus. Spannen Sie bei jedem Ausatmen die gesamte Beckenbodenmuskulatur an, indem Sie den analen Schließmuskel fest zusammenziehen. Ziehen Sie die Muskeln dabei nach innen, so als wollten Sie Harn verhalten. Halten Sie die Anspannung während der ganzen Aus-

atmung bei. Mit jedem Einatmen entspannen Sie sämtliche Muskeln des Beckenbodens wieder.

- Nach sieben Atemzügen lösen Sie die Bein- und Handstellung und legen sich flach auf den Rücken, um den Wirkungen der Übung nachzuspüren.

Sakralchakra-Meditation

- Nehmen Sie eine stabile Sitzhaltung im Schneidersitz ein und schließen Sie die Augen.
- Konzentrieren Sie sich auf Ihr Sakralchakra und machen Sie sich bewusst, dass dieses Bewusstseinszentrum Sie mit Ihrer Vitalität, Ihrer Lebensfreude und Ihrer schöpferischen Energie verbindet.
- Legen Sie dann den rechten Handrücken in die linke Handfläche; die Daumenkuppen berühren sich. Legen Sie die Hände unterhalb des Bauchnabels an den Körper, die Handflächen zeigen nach oben und bilden eine Schale. Durch dieses Mudra wird ein Energiekreislauf geschlossen, der durch das Sakralchakra strömt.
- Atmen Sie tief durch die Nase ein. Mit dem Ausatmen sprechen Sie siebenmal leise das Mantra VAM, gesprochen WANG. Atmen Sie dann wieder langsam durch die Nase ein und wiederholen Sie das Ganze siebenmal. Richten Sie Ihre Achtsamkeit während der gesamten Meditation auf das Sakralchakra.
- Schließen Sie das Yoga-Programm für das Sakralchakra mit einer Tiefenentspannung, siehe Kasten S. 130, ab.

Chakra-Yoga-Programm für das Nabelchakra

Das Yoga-Programm für das dritte Chakra beginnt mit einer Tiefenentspannung, siehe Kasten S. 130, an die folgende Übungen anschließen:

Schräge Stellung

- Setzen Sie sich mit geschlossenen, nach vorne gestreckten Beinen gerade auf den Boden.
- Legen Sie die Handflächen neben das Gesäß, die Finger zeigen dabei nach hinten. Mit dem Einatmen bringen Sie das Becken nach oben – spannen Sie dazu die Bein- und Bauchmuskeln an. In der Endstellung sollte der gesamte Oberkörper eine Linie bilden.
- Lassen Sie das Becken mit dem Ausatmen wieder kontrolliert sinken und wiederholen Sie die Übung insgesamt dreimal.

Bogen

- Legen Sie sich auf den Bauch – die Stirn berührt den Boden, die Beine sind leicht gegrätscht. Winkeln Sie die Knie an und führen Sie die Füße in Richtung Gesäß; greifen Sie dann mit den Händen nach hinten und umfassen Sie die Knöchel. Spannen Sie die Bauch- und Beckenmuskulatur an. Mit dem nächsten Einatmen heben Sie den Kopf und ziehen gleichzeitig die Beine etwas vom Boden ab. Konzentrieren Sie sich in dieser Bogenstellung ganz auf Ihr Nabelchakra.

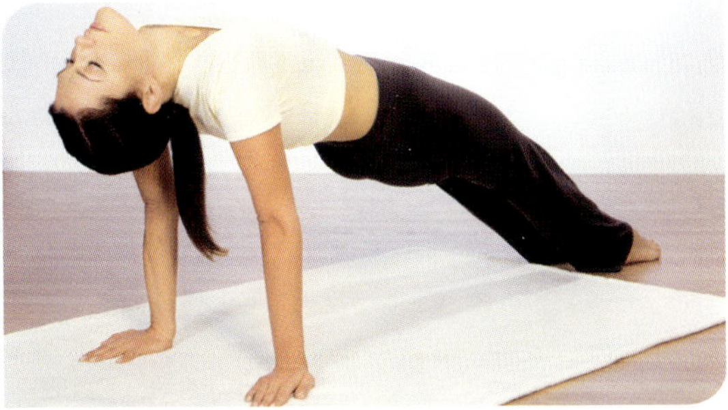

Aus der Sitzhaltung mit gestreckten Beinen wird das Becken beim Einatmen nach oben gestreckt.

- Halten Sie die Stellung einige Atemzüge lang – beugen Sie die Wirbelsäule jedoch nur so weit nach hinten, wie es Ihre Dehngrenze zulässt.
- Lassen Sie Beine und Kopf dann wieder sinken. Lösen Sie die Hände von den Knöcheln und entspannen Sie sich auf dem Bauch liegend.

Magenhub

- Nehmen Sie eine aufrechte Sitzhaltung ein und schließen Sie die Augen. Atmen Sie einige Male entspannt durch und dann ganz tief aus. Entspannen Sie Ihre Bauchmuskulatur am Ende der Ausatmung und ziehen Sie den Bauch im ausgeatmeten Zustand kräftig ein. Stellen Sie sich dabei vor, Sie würden die Bauchwand gleichzeitig nach oben und hinten zum Rückgrat ziehen. Halten Sie diese Stellung vier Sekunden lang, ohne zu atmen.

- Entspannen Sie den Bauch dann wieder, lassen Sie die Bauchdecke nach außen sinken und atmen Sie gleichzeitig ein. Atmen Sie zwischendurch einige Male durch und wiederholen Sie die Übung dann noch zweimal.

Nabelchakra-Meditation

- Bleiben Sie in der sitzenden Haltung. Konzentrieren Sie sich auf Ihr Nabelchakra und machen Sie sich bewusst, dass dieses Chakra Sie mit Ihren Gefühlen verbindet.
- Falten Sie die Hände dann vor der Brust. Legen Sie die Handflächen aufeinander, den rechten Daumen über den linken; beide Daumen werden angewinkelt und zwischen die Handflächen gelegt. Durch dieses Mudra wird das Nabelchakra aktiviert.

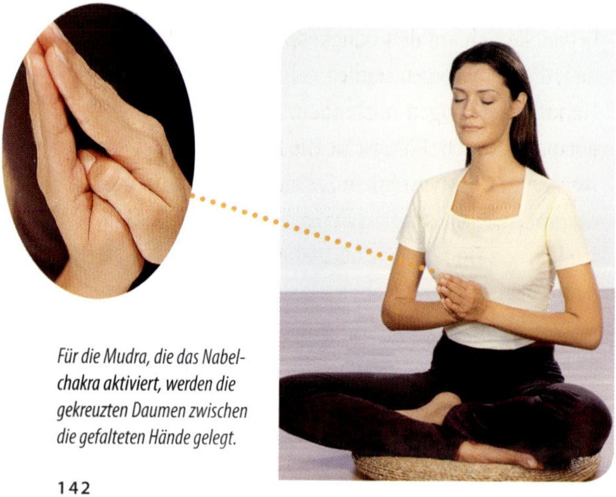

Für die Mudra, die das Nabelchakra aktiviert, werden die gekreuzten Daumen zwischen die gefalteten Hände gelegt.

- Atmen Sie tief durch die Nase ein. Mit dem Ausatmen sprechen Sie siebenmal leise das Mantra RAM, gesprochen RANG. Atmen Sie dann wieder langsam durch die Nase ein und wiederholen Sie das Ganze siebenmal. Richten Sie Ihre Achtsamkeit während der gesamten Meditation anschließend auf das Nabelchakra.
- Schließen Sie das Yoga-Programm für das Nabelchakra mit einer Tiefenentspannung, siehe Kasten S. 130, ab.

Chakra-Yoga-Programm für das Herzchakra

Das Yoga-Programm für das vierte Chakra beginnt mit einer Tiefenentspannung, siehe Kasten S. 130, an die die folgenden Übungen anschließen:

Kobravariation

- Legen Sie sich auf den Bauch; die Stirn berührt den Boden, die Arme liegen seitlich neben dem Körper und die Handflächen zeigen nach oben. Atmen Sie einige Male entspannt durch. Führen Sie die Hände dann hinter den Rücken und verschränken Sie sie über dem Gesäß. Mit dem nächsten Einatmen heben Sie Kopf und Brustbein leicht vom Boden ab und ziehen die Schultern etwas nach hinten, so dass sich der Brustkorb dehnt.
- Atmen Sie in dieser Haltung zweimal tief durch, lenken Sie Ihre Achtsamkeit auf Ihr Herzchakra und lassen Sie Kopf und Arme entspannt auf den Boden sinken. Wiederholen Sie die Übung insgesamt dreimal.

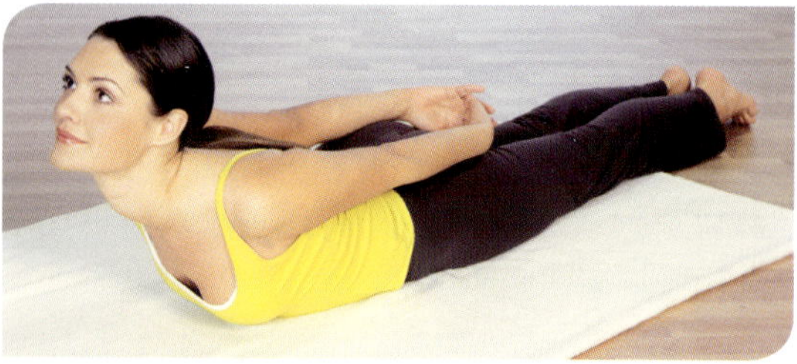

Ziehen Sie bei der »Kobravariation« die Schultern nach hinten und dehnen Sie damit den Brustkorb.

Dreieck

- Stehen Sie aufrecht und entspannt, die Beine sind leicht gegrätscht. Drehen Sie nun den linken Fuß nach links; heben Sie dann den rechten Arm seitlich gestreckt nach oben, bis Ihr Oberarm Ihr rechtes Ohr berührt, die linke Hand liegt auf der Außenseite des linken Oberschenkels.
- Aus dieser Stellung beugen Sie nun den Oberkörper langsam aus der Hüfte nach links, wobei Ihr Blick der rechten Hand folgt. Dehnen Sie den Oberkörper nur so weit nach links, bis die Finger der linken Hand auf Höhe des linken Knies liegen. Nur wenn Sie sehr flexibel sind, sollten Sie die linke Hand auf den Unterschenkel oder sogar noch tiefer auf den Fußknöchel legen.
- Bleiben Sie für einige Sekunden in der Endstellung und atmen Sie dabei möglichst tief durch. Um wieder in die Mittelstellung zurückzukommen, heben Sie den rech-

ten Arm zunächst so weit, bis er senkrecht nach oben gestreckt ist; anschließend richten Sie den Oberkörper wieder langsam auf und drehen den linken Fuß wieder nach vorne. Nehmen Sie die Arme nach unten neben den Körper und entspannen Sie sich kurz. Führen Sie danach die Übung auch in die andere Richtung aus.

Das Herz öffnen

- Die Atemübung für das Herzchakra wird mit einer Armbewegung verbunden. Atmen Sie bei dieser Übung ausschließlich durch die Nase.
- Stehen Sie aufrecht, die Beine sind weit gegrätscht, die Füße sind leicht nach außen gedreht. Atmen Sie einige Male entspannt durch und anschließend tief aus. Mit dem nächsten Einatmen heben Sie beide Arme zunächst senkrecht vor den Körper, die Hände sind dabei ausgestreckt und einander zugewandt.
- Während Sie weiterhin einatmen, führen Sie die Hände so weit zur Seite, bis die Brust weit gedehnt ist. Gleichzeitig heben Sie den Kopf an und blicken nach oben.
- Halten Sie den Atem in dieser Endstellung sieben Sekunden lang an. Atmen Sie dann langsam aus. Lassen Sie dabei gleichzeitig die Arme seitlich sinken und bringen Sie den Kopf wieder in die natürliche Haltung zurück. Wiederholen Sie diesen Zyklus insgesamt dreimal und verbinden Sie die Armbewegung fließend mit der Einatmung.

Herzchakra-Meditation

- Nehmen Sie eine stabile Sitzhaltung im Schneidersitz ein und schließen Sie die Augen. Konzentrieren Sie sich auf Ihr Herzchakra. Dieses Chakra verbindet Sie mit der Kraft der Liebe und hilft Ihnen, Offenheit und Mitgefühl zu entwickeln.
- Die Mudra ist bei Männern und Frauen unterschiedlich. Bei Frauen berühren sich Daumen und Ringfinger der linken Hand und Daumen und Mittelfinger der rechten. Männer nehmen die umgekehrte Handstellung ein. Die Handrücken liegen entspannt auf den Knien.
- Atmen Sie tief durch die Nase ein. Mit dem Ausatmen sprechen Sie siebenmal leise das Mantra YAM, gespro-

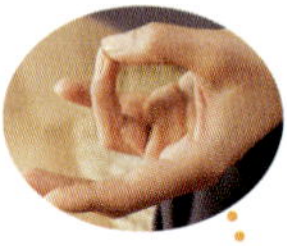

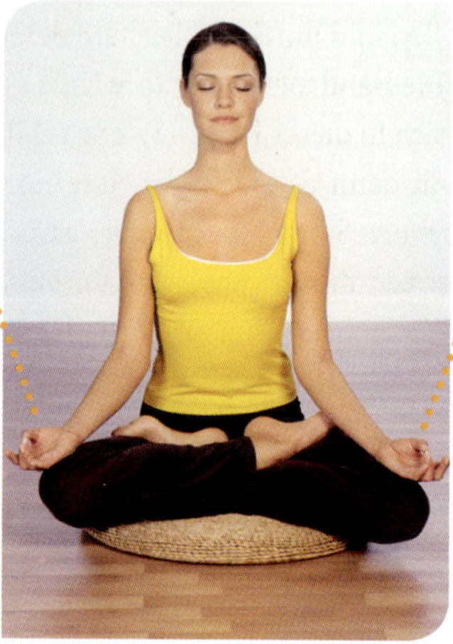

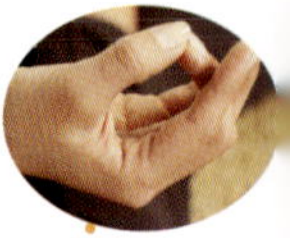

Daumen- und Ringfinger der linken Hand und Daumen und Mittelfinger der rechten Hand berühren sich bei Frauen, bei Männern sind die Mudras der linken und rechten Hand vertauscht.

chen YANG. Atmen Sie dann wieder langsam durch die Nase ein und wiederholen Sie das Ganze siebenmal. Richten Sie Ihre Achtsamkeit während der gesamten Meditation auf das Herzchakra.

- Schließen Sie das Yoga-Programm für das Herzchakra mit einer Tiefenentspannung, siehe Kasten S. 130, ab.

Chakra-Yoga-Programm für das Halschakra

Das Yoga-Programm für das fünfte Chakra beginnt mit einer Tiefenentspannung, siehe Kasten S. 130, an die dann folgende Übungen anschließen:

Löwenstellung

- Nehmen Sie den Fersensitz ein – dabei knien Sie auf dem Boden und Ihr Gesäß liegt auf den Fersen auf. Legen Sie die Handflächen auf Ihre Knie und konzentrieren Sie sich in dieser Haltung ganz auf Ihr Halschakra.
- Atmen Sie dann tief durch die Nase ein. Mit dem Ausatmen lehnen Sie sich nach vorne, strecken die Finger aus, spannen die Armmuskeln an, öffnen Augen und Mund so weit Sie können und strecken die Zunge weit heraus. Stoßen Sie dabei gleichzeitig ein lautes »Löwenfauchen« aus.
- Am Ende der Ausatmung schließen Sie den Mund wieder und entspannen behutsam die Muskeln in Gesicht, Armen und Händen. Atmen Sie einige Male normal durch und wiederholen Sie die Löwenstellung dann noch zweimal.

Gebetshaltung

- Sitzen Sie im Schneidersitz oder Fersensitz, schließen Sie die Augen und legen Sie die Handflächen mit nach oben gestreckten Fingern wie zum Gebet vor die Brust. Atmen Sie tief ein. Mit dem nächsten Ausatmen lassen Sie den Kopf nach unten sinken, bis das Kinn das obere Brustbein berührt. Halten Sie den Atem einige Sekunden an und pressen Sie das Kinn leicht gegen die Halsgrube.
- Lösen Sie dann den Druck, heben Sie den Kopf und atmen Sie wieder langsam ein. Wiederholen Sie diese Übung insgesamt dreimal – atmen Sie dabei immer ausschließlich durch die Nase ein und aus.

Summ-Atmung

- Bleiben Sie in der Sitzhaltung. Bei der folgenden Atemtechnik wird ausnahmsweise durch den Mund eingeatmet. Pressen Sie die Zunge fest gegen den Gaumen. Atmen Sie dann langsam durch den Mund ein – dabei wird die Luft an der Zunge entlang eingesogen, so dass ein Zischlaut entsteht. Am Ende der Einatmung schließen Sie den Mund und halten den Atem vier Sekunden lang an.
- Atmen Sie nun möglichst langsam durch die Nase aus – der Mund bleibt geschlossen. Erzeugen Sie beim Ausatmen einen Summ-Laut, indem Sie auf »Mmm« ausatmen. Spüren Sie die lösenden Vibrationen, die dabei entstehen. Wiederholen Sie diesen Atemzyklus insgesamt siebenmal.

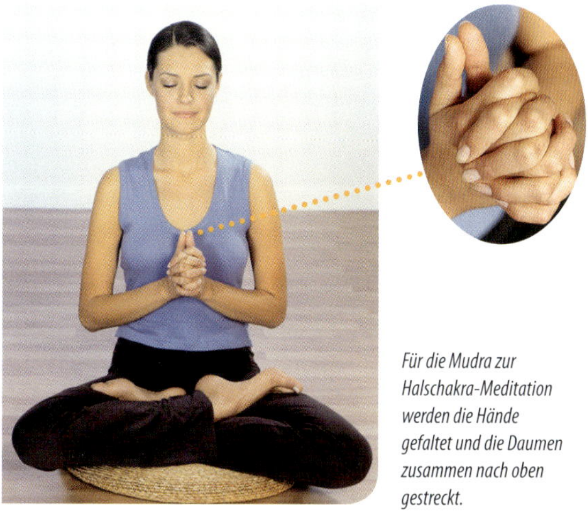

Für die Mudra zur Halschakra-Meditation werden die Hände gefaltet und die Daumen zusammen nach oben gestreckt.

Halschakra-Meditation

- Konzentrieren Sie sich in sitzender Haltung auf Ihr Halschakra, und machen Sie sich bewusst, dass dieses Chakra es Ihnen ermöglicht, Ihre Gedanken und Gefühle auszudrücken.
- Heben Sie die Hände vor den Körper. Legen Sie die nach oben gestreckten Daumen zusammen; die restlichen Finger werden gefaltet, wobei der rechte Zeigefinger oben ist. Halten Sie die Hände vor der Brust, die Oberarme liegen locker am Körper an. Durch dieses Mudra wird ein Energiekreislauf aufgebaut, der das Halschakra aktiviert.

- Atmen Sie tief durch die Nase ein. Mit dem Ausatmen sprechen Sie siebenmal leise das Mantra HAM, gesprochen HANG. Atmen Sie dann wieder langsam durch die Nase ein und wiederholen Sie das Ganze siebenmal. Richten Sie Ihre Achtsamkeit während der gesamten Meditation auf das Halschakra.
- Schließen Sie das Yoga-Programm für das Halschakra mit einer Tiefenentspannung, siehe Kasten S. 130, ab.

Chakra-Yoga-Programm für das Stirnchakra

Das Yoga-Programm für das sechste Chakra beginnt mit einer Tiefenentspannung, siehe Kasten S. 130, an die folgende Übungen anschließen:

Augenübungen

- Setzen Sie sich in den Schneidersitz oder in die Lotushaltung und legen Sie die Hände entspannt auf die Oberschenkel. Regen Sie Ihr Stirnchakra durch einige einfache Augenübungen an. Bewegen Sie die Augen dazu wie im Folgenden beschrieben. Achten Sie darauf, wirklich nur die Augen zu bewegen – der Kopf soll vollkommen reglos und gerade bleiben.
- Führen Sie mit den Augen eine senkrechte Bewegung aus: Blicken Sie dazu siebenmal abwechselnd nach oben zur Decke und nach unten zum Boden. Schließen Sie danach die Augen und atmen Sie einmal tief und bewusst durch.

- Führen Sie mit den Augen nun eine waagerechte Bewegung aus: Blicken Sie siebenmal abwechselnd so weit Sie können nach links und rechts – bewegen Sie den Kopf nicht mit. Schließen Sie anschließend die Augen und atmen Sie einmal tief durch.
- Führen Sie kreisende Bewegungen mit den Augen aus: Lassen Sie die Augen siebenmal im Uhrzeigersinn und anschließend siebenmal gegen den Uhrzeigersinn kreisen. Versuchen Sie möglichst große Kreise zu ziehen und drehen Sie die Augen dabei langsam und bewusst. Danach die Augen schließen und entspannen.

Die Heuschrecke

- Legen Sie sich auf den Bauch, der Kopf berührt dabei mit der Stirn den Boden. Die Beine berühren sich und die Fußrücken liegen entspannt auf dem Boden. Die Arme werden neben den Körper gelegt.
- Entspannen Sie sich kurz und schließen Sie die Hände dann zu Fäusten. Drücken Sie die Fäuste mit der Daumenseite nach unten neben den Oberschenkeln gegen den Boden. Während Sie einatmen heben Sie das linke Bein gestreckt etwas vom Boden ab. Atmen Sie in dieser Stellung tief durch. Achten Sie darauf, das Bein nicht mit Schwung, sondern nur durch die Anspannung der Muskeln zu heben. Die Hüften bleiben auf dem Boden.
- Legen Sie das linke Bein dann wieder auf dem Boden ab und wiederholen Sie die Übung auch mit dem rech-

ten. Führen Sie die Heuschrecke mit jedem Bein dreimal durch, legen Sie die Hände dann unter die Stirn und entspannen Sie sich.

Wechselatmung I

- Führen Sie die Übung im Schneider- oder im Lotussitz durch und schließen Sie dabei die Augen. Legen Sie die linke Hand entspannt auf den linken Oberschenkel. Winkeln Sie den rechten Unterarm ab. Strecken Sie Daumen, kleinen und Ringfinger, während Sie Zeige- und Mittelfinger beugen.
- Bringen Sie die Hand zur Nase. Verschließen Sie zunächst das rechte Nasenloch mit dem Daumen. Atmen

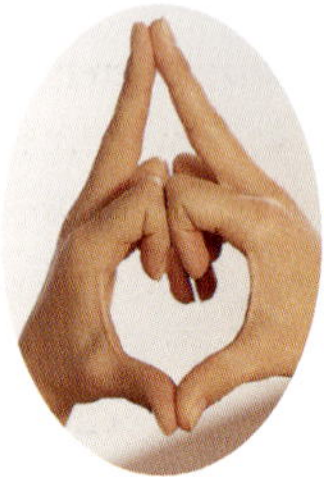
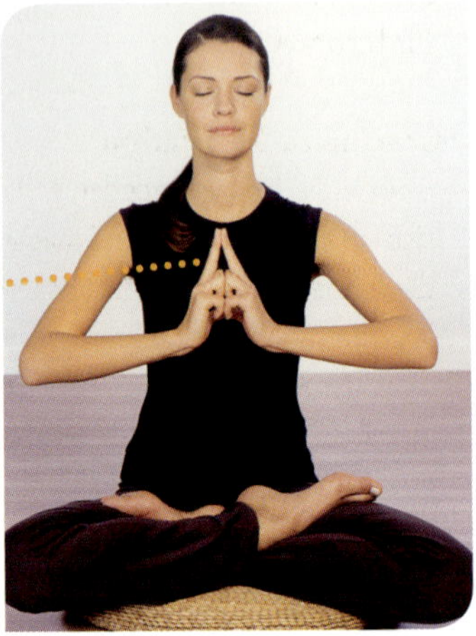

Mittelfinger und Daumen berühren sich bei der Stirnchakra-Mudra.

Sie acht Sekunden lang durch das linke Nasenloch ein. Verschließen Sie im direkten Anschluss daran das linke Nasenloch mit den Fingerkuppen von kleinem und Ringfinger, lösen Sie gleichzeitig den Daumen und atmen Sie durch das rechte Nasenloch 16 Sekunden lang tief und entspannt aus.

- Ohne Pause atmen Sie nach dem Ausatmen anschließend wieder acht Sekunden durch das rechte Nasenloch ein. Nach der vollen Einatmung verschließen Sie das rechte Nasenloch wieder mit dem Daumen, lösen Ring- und kleinen Finger und atmen links 16 Sekunden aus. Hiermit ist dann ein Zyklus vollendet.
- Wiederholen Sie den Atemzyklus insgesamt siebenmal und konzentrieren Sie sich währenddessen innerlich auf Ihr Drittes Auge.

Stirnchakra-Meditation

- Bleiben Sie in der sitzenden Haltung. Konzentrieren Sie sich auf Ihr Stirnchakra und machen Sie sich bewusst, dass dieses Zentrum Sie mit Ihrer Intuition, Ihrer Erkenntniskraft und zudem mit Ihrem Selbstbewusstsein verbindet.
- Nehmen Sie dann folgende Handstellung ein: Die gestreckten Mittelfinger zeigen nach vorne, die Fingerkuppen berühren sich, ebenso die Daumenkuppen, die jedoch zum Brustbein zeigen; die restlichen Finger werden angewinkelt und berühren sich jeweils am zweiten Fingerglied. Durch dieses Mudra wird das Stirnchakra

angeregt. Halten Sie die Hände vor der Brust, sie sollten etwa eine Handbreit vom Körper entfernt sein.

- Atmen Sie tief durch die Nase ein. Mit dem Ausatmen sprechen Sie siebenmal leise das Mantra KSAM, gesprochen KSCHANG. Atmen Sie dann wieder langsam und kontrolliert durch die Nase ein und wiederholen Sie das ganze Mantra insgesamt siebenmal. Richten Sie Ihre Achtsamkeit während der gesamten Meditation auf das Stirnchakra.
- Schließen Sie das Yoga-Programm für das Stirnchakra mit einer Tiefenentspannung, siehe Kasten S. 130, ab.

Chakra-Yoga-Programm für das Kronenchakra

Das Yoga-Programm für das siebte Chakra beginnt mit einer Tiefenentspannung, siehe Kasten S. 130, an die folgende Übungen anschließen:

Bergstellung

- Setzen Sie sich in den Schneidersitz. Schließen Sie die Augen, heben Sie die gestreckten Arme seitlich nach oben, bis sich die Handflächen über dem Kopf berühren. Die Finger weisen nach oben, die Wirbelsäule sollte leicht gestreckt werden.
- Atmen Sie in dieser Haltung einige Male tief durch. Lösen Sie die Haltung, sobald sie beginnt, sich unangenehm anzufühlen. Versuchen Sie jedoch, die Bergstellung mit der Zeit immer länger zu halten.

Die Waage

- Stellen Sie sich aufrecht hin, die Beine sind geschlossen. Verlagern Sie nun das Gewicht auf das rechte Bein, und winkeln Sie das linke Bein nach hinten an.
- Umgreifen Sie mit der linken Hand den linken Fußknöchel und ziehen Sie den linken Fuß leicht zum Gesäß, wobei das rechte Bein gestreckt und die Wirbelsäule gerade bleiben sollte. Achten Sie darauf, das angewinkelte Bein nicht zu weit nach hinten zu ziehen und das Becken gerade zu halten.
- Strecken Sie nun den rechten Arm schräg nach oben und verlagern Sie den Oberkörper leicht nach vorne, wobei Sie gleichzeitig das linke Bein ein wenig nach hinten ziehen. Versuchen Sie in dieser Endstellung das Gleichgewicht zu wahren, und bleiben Sie mindestens eine halbe Minute in dieser Haltung.
- Senken Sie den rechten Arm, lösen Sie den Griff um den Fußknöchel und stellen Sie sich wieder auf beide Füße. Nach einer kurzen Entspannung wiederholen Sie die Übung dann auch auf der anderen Seite.

Wechselatmung II

- Nehmen Sie eine stabile Sitzhaltung im Schneidersitz ein und schließen Sie die Augen. Legen Sie die linke Hand auf den linken Oberschenkel. Um die Nasenlöcher zu schließen, nehmen Sie die gleiche Handstellung ein, die in »Wechselatmung I« auf Seite 152 beschrieben ist.

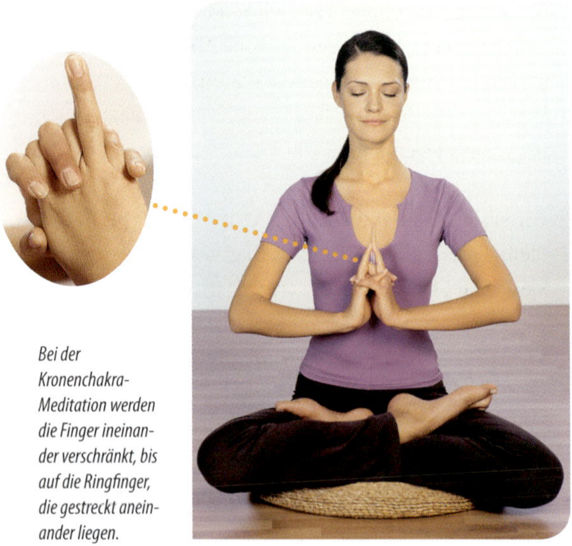

Bei der Kronenchakra-Meditation werden die Finger ineinander verschränkt, bis auf die Ringfinger, die gestreckt aneinander liegen.

- Atmen Sie tief aus. Verschließen Sie dann das rechte Nasenloch mit dem Daumen. Atmen Sie acht Sekunden lang durch das linke Nasenloch ein. Verschließen Sie dann sogleich das linke Nasenloch mit den Fingerkuppen von kleinem und Ringfinger und halten Sie den Atem acht Sekunden lang an. Lösen Sie dann den Daumen und atmen Sie durch das rechte Nasenloch 16 Sekunden lang aus.
- Ohne Pause atmen Sie nach dem Ausatmen sofort wieder acht Sekunden durch das rechte Nasenloch ein. Nach

der vollen Einatmung verschließen Sie das rechte Nasenloch wieder, halten den Atem acht Sekunden lang an und atmen 16 Sekunden durch das linke Nasenloch aus. Damit ist ein Zyklus vollendet. Wiederholen Sie diesen insgesamt siebenmal.

Kronenchakra-Meditation

- Bleiben Sie in der sitzenden Haltung. Konzentrieren Sie sich auf Ihr Kronenchakra und machen Sie sich bewusst, dass Sie sich über dieses Chakra mit dem Universum verbinden können.
- Durch die folgende Mudra wird ein Energiekreis geschlossen, der das Kronenchakra anregt: Legen Sie die gestreckten Ringfinger aneinander, die anderen Finger werden verschränkt, wobei der rechte Daumen über dem linken liegt. Halten Sie die Hände in Höhe des Magens in einigen Zentimetern Abstand zum Körper.
- Atmen Sie tief durch die Nase ein. Mit dem Ausatmen sprechen Sie siebenmal leise das Mantra »OM«. Atmen Sie dann wieder langsam durch die Nase ein und wiederholen Sie das Ganze siebenmal. Richten Sie Ihre Achtsamkeit während der gesamten Meditation auf das Kronenchakra.
- Schließen Sie das Yoga-Programm für das Kronenchakra mit einer Tiefenentspannung wie im Kasten auf Seite 130 beschrieben ab.

Register

Über den Autor

Ausgebildet in der altindischen Yogaphilosphie gilt Kalashatra Govinda als einer der führenden Experten in Sachen Chakras.

Impressum

3. Auflage 2017

Projektleitung: Karin Stuhldreier
Redaktion: Petra Bachmann, München
Producing und Layout: Der Buch*macher*, Arthur Lenner, München
Umschlaggestaltung und Konzeption: Geviert – Büro für Kommunikationsdesign, München

Titelbild: Sabine Lauf
Bildnachweis: Alle Bilder stammen vom Südwest-Verlag, München (Fotografie: Ingolf Hatz, Illustrationen: Anja Schwarz, Illustration S. 8: Sabine Lauf, Infografiken: Jan-Dirk-Hansen) mit Ausnahme von: Fotolia.com: 127 (derWehner); Getty Images: 25 (RunPhoto), 30 (Daniel Day), 39 (Studio Paggy Dex Images), 44 (OJO-Images); jump-foto: 16 (Kristiane Vey); mauritius-images: 21 (Workbookstock); Zefa: 34 (A. Arden)

Druck und Bindung: Těšínská Tiskárna, a. s., Český Těšín

Printed in Czech Republic

FSC www.fsc.org MIX Papier aus verantwortungsvollen Quellen FSC® C005833

Verlagsgruppe Random House FSC® N001967

ISBN 978-3-424-15191-6

579069370206